老化と活性酸素

若々しさを維持するために

三石 巌
MITSUISHI Iwao

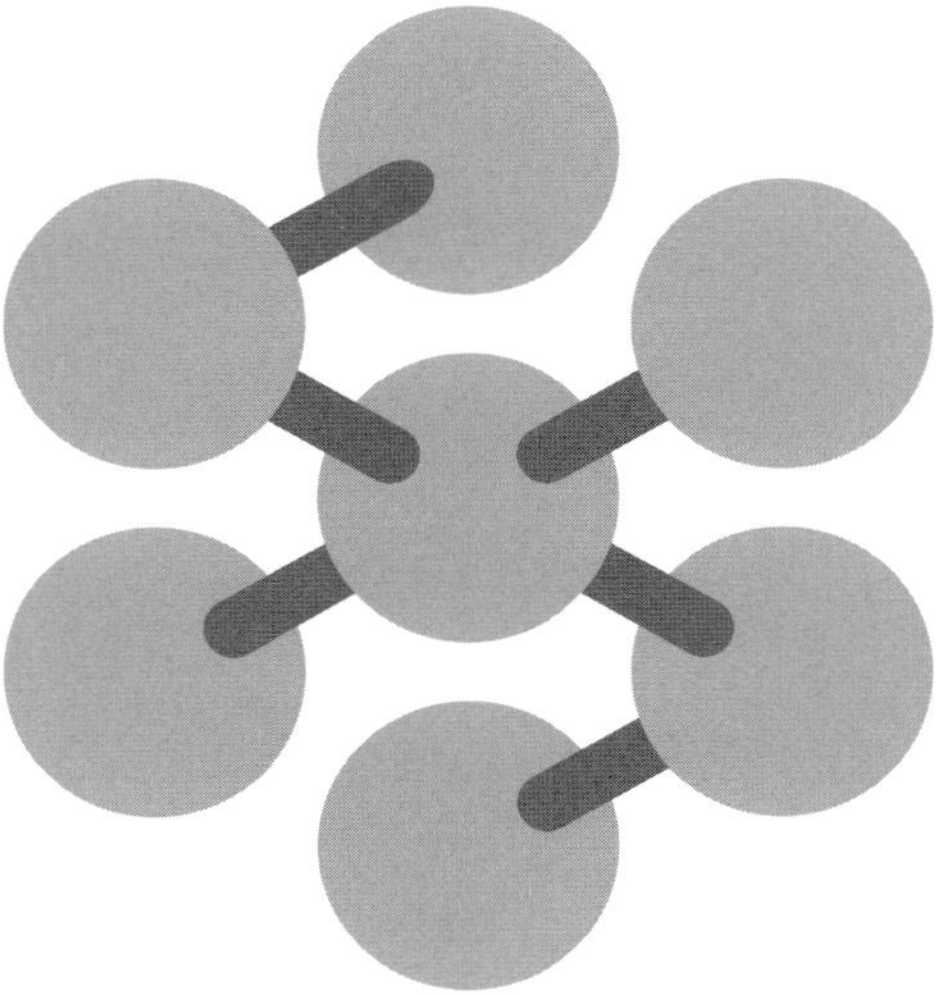

健康自主管理システム 3

1、本シリーズは『三石巌による健康自主管理システム全5巻』(阿部出版刊)を、『健康自主管理システム全5巻』として新たに刊行した。

2、本書は『老化と寿命－「とし」をとらない秘訣とその実践』(阿部出版刊)を、『老化と活性酸素－若々しさを維持するために』と改題し、再編集したものである。

3、本書は刊行時における科学的視点から、著者が設立した三石理論研究所の半田節子所長による解説を加えた。

プロローグ

老化という現象は、人類の永遠の課題だと思います。そしてそれは、高齢化社会において、重大かつ深刻な大問題になっています。しかしひるがえってみると、問題の深刻さは、特に社会全体が高齢化したからというだけではないことに気づきます。

中国もルーマニアも、平均寿命や人口構成からみて高齢化社会とはいえません。でも、両国で起きた大虐殺は、権力者の脳の老化からきている、と私は思っています。毛沢東の文化大革命のときから、私の頭にそのことがこびりついているのです。そして、これらの悲しむべき事態に異議を申し立てるのは、いつも決まって老化していない脳をもつ若者だということも忘れてはなりません。

老化を扱った本はいっぱいあります。私が読んだものだけでも、10冊は超えるでしょう。ところが、その著者の顔ぶれは、私からみればおおむね若輩です。老化していない脳の持ち主です。そのことはそれなりに結構ですが、その人にとっての老化は人ごとなのです。だから、「老化とはこういうものだ」ということを並べたような本ばかりだ、といって過言ではないでしょう。

私にとっての老化は、人ごとどころではありません。まさに自分ごとなのです。切実な自分ごとなのです。私は、「老化とはこういうものだ」などといってすましこんではいられないのです。だからこの本は、老化という名の亡霊に追いかけられている本人が書いた本だ、というきわだった特長をもっています。

この本は、老化とはどういうものかにふれてはいても、それを人ごととして解説した本ではありません。どうにかしてこの亡霊にたたかいをいどみたいと思う人たちのために、インシュリンの注射を欠かすことのできない糖尿病患者の私が、自分の考えていること、自分の直面していること、自分の実践していることの理論と実際とを述べたのがこの本なのです。

私は、この本が、老化が死神の使者であることに気づき、その冷たい手をはねのけたいと思う年代の方々に参考になればと、せつに願っています。また私は、この本に限らず、「健康自主管理システム」全5巻のすべてを同じ思いで書いています。あわせてお読みいただきたいと思います。

1991年9月　　三石　巌

プロローグ

目次

1　落日の思い「限界健康レベル」

あなたは、海にしずむ落日を見たことがおありでしょうか。

私は、それをいくたびか経験していますが、特に印象的だったのは、石垣島の富崎《ふさき》の落日です。私は、その海に泳ぎに行っていたのでした。

そこのホテルでは、土曜日には浜で牛1頭を丸焼きにして、そこで夕食をすることになっています。広い浜べに、テーブルと椅子がずらりと並んでにぎやかです。そこに座って、仲間が肉を受け取りに行っているとき、私は赤い円板が海に落ちようとするのを見たのでした。

夕日がつるべ落としにおちる、といった形容があります。今の人には分かりにくいことですが、私の子どものころには家に井戸があって、つるべで水をくみ上げたものでした。大きな滑車が丸太の骨組に取り付けてあって、綱がかけてあります。その綱の両はしに、桶がついているのです。水の入った桶を井戸のふちまでつり上げて、その手を離すと、桶は大変ないきおいで落ちていきます。それが、つるべ落としです。
2、3人の仲間が、カメラを向けました。太陽が、海面にふれる瞬間を狙うのです。それは文字通り、あっというまに海面に吸いついてしまいました。
私には、9歳年下の家内と、5歳年下の弟と、10歳年下の妹がいます。このうちの1人はそうでもありませんが、2人はまさに落日のおもむきです。彼らを見ていると、刻一刻と西にしずむ太陽を思わせられて仕方がありません。

弟は、戦争中は軍の特務機関に属して、対ソスパイ活動をやりました。そして、敗戦と同時にソビエト軍につかまり、暗黒の刑務所で半年を送りました。あげくのはてに、カウンタースパイとして送還船で日本に戻って逃亡する、というドラマチックな経歴の持ち主です。

また彼には、東京大学を出るとすぐにアマゾン開拓の会社に入り、やがて革命に加わって政府軍に追われ、川を泳ぎわたってボリビアに逃げた、という前歴もあります。

これらを考えると、その一生は最大級のストレスの連続です。ボケたとはいえ、とにもかくにも85歳の今日まで、介護を必要としない日常を送っているのは、見上げたものです。

家内は、鉛中毒患者です。鉛のために、私は膵臓をやられ、彼女は脳をやられたのです。私の居住地域の鉛公害について、詳しいことは『鉛が人間を呑みこむとき』(太平出版社)〈※絶版〉に書いてありますが、私たちは電線工場の排煙によって、20年以上も鉛を吸わされていました。そのことが主な原因となって、家内の脳は萎縮し、私は糖尿病になったという次第です。

体内から鉛を追い出す薬として、鉛をカルシウムに置換する、「キレート剤」といわれるものがあります。これは副作用がこわい薬ですが、私は、これを4年間に100本静脈注射しました。家内は、腕の静脈がなかなかさぐりあてられないために、10本しかやっていません。このことの影響も見逃してはいけないことでしょう。

家内の場合、鉛中毒の関係ではこのような問題があるけれど、鉛だけに原因をしぼれないという事情もあります。彼女は、以前、乳ガンをわずらい、放射線照射を受けています。その1クール（治療を行う期間）は、老化を10年早めるといわれています。また、わが家の寝室の床下で、ガスもれが続いていたことが発見されました。家が古いとこんな事故がありますが、そのガスが畳を通して、彼女の頭のあたりにもれ出していたのです。このトリプルパンチに家内はやられた、と私はみています。

ところで、この鉛中毒事件ほど、個体差というものをはっきりと私にみせつけたものはほかにありません。例えば血圧をみると、私は200を超え、家内は50でした。血糖値も、私が200以上なのに、彼女は70でした。一つの原因が生体におよぼす影響の個体差を考える上で、このデータは貴重なものだと思います。

家内が、とにもかくにも一人前とみられる日常を送られたのは、私の栄養学による健康自主管理がものをいっていることの証明といえるでしょう。

健康状態というものは、時々刻々と変化するものです。しかし、それには上限があるでしょう。これを私は、「限界健康レベル」と名付けました。私の栄養学は、この限界健康レベルを達成するための物質的条件、つまり栄養条件を示す理論だといってよいものです。

限界健康レベルが、人によって違うのはもちろんです。そしてそれは、歳をとるにつれて低下の一途をたどらざるを得ないのです。

私も、自分の栄養学によって健康を自主管理していますが、弟は私のまねをしていません。この点の違いと、ストレスレベルの違いとが、2人の現状の違いの原因だと私は推察しています。この違いは、偶然ではなく必然だったのです。

弟と違って、私ときたら徹底的にストレスを避けることをモットーにしています。私が関わっていた今村昌平監督のテレビ映画「文明の解体」の企画が、石油ショックのあおりを食ってつぶれたとき、私が心から喜んだのはその一例です。

このいきさつは『カーブ理論と大予言』(「三石巌全業績」第14巻)に書いたことですが、これは北極圏から、イギリス・サウジアラビア・オーストラリアと南下するロケものですから、私にとっては、空前の激しいストレッサーになるはずでした。

これは1975年ごろの話ですが、その前にも、大ストレスのたねがありました。あるとき民放テレビのプロデューサーが訪ねてきて、私に連続出演の依頼をしたのです。その人が世界を回って、視聴率の高い番組を探したところ、子どもの質問を受けるのがベストだという結論に達したというのです。自然科学と心理学と野球の3人の担当者を決めて、毎週月曜日から金曜日まで出ずっぱり、という話でした。また、定刻の1時間半前にスタジオ入りしてほしい、とも言いました。

私は、これを言下に断りました。命を売るのは嫌だというのが、ただ一つの理由でした。

そのころ、まだ私は、健康のことなど深刻に考えていませんでした。しかし、ストレスが命を縮めることぐらいは知っていたわけです。

ストレスが、いろいろな成人病の引き金となり、寿命を縮めることは確かです。ところが、ストレスの問屋のような弟が、平均寿命を9年もオーバーしても、まだ生きているのです。そしてその兄である私も、重症糖尿病患者でありながら、食事制限なしにまだ生きているのです。

この事実について、原因は寿命に関する体質にめぐまれているためだ、と私は解釈したいと思います。ここで私が「体質」といっているものは、白血球の血液型「ＨＬＡ」（ヒューマンロイコサイトアンティゲン）を指しています。

血液型といえば、それは普通赤血球のＡＢＯ式血液型を指すものと受け取られます。ところが、赤血球の血液型は赤血球だけのものですから、それがものをいうのは輸血のときぐらいです。ところが白血球の血液型ＨＬＡは、それとはまったく違います。というのは、ＨＬＡは白血球だけのものではなく、全身の細胞のものだからです。だからこそ、ＨＬＡが臓器移植で問題にされるのです。

腎臓・肝臓・心臓などの、臓器移植が行われるようになりましたが、臓器移植という手術は、よそから臓器をもってきて交換するわけですから、異物の移植ということになります。したがって、それは免疫反応の対象にならざるを得ません。いわゆる「拒絶反応」が、ここに頭をもたげてくるのです。

　せっかくの臓器も、拒絶反応にやられれば壊死してしまいます。だから、免疫抑制剤を使うわけですが、それだけではとてもだめです。そこで、拒絶しにくい臓器をもってくる必要があります。それには、ＨＬＡを調べればよいことが分かりました。

　ＨＬＡの正体は、タンパク質あるいは「糖タンパク」です。糖タンパクとは、ブドウ糖などの糖をくっつけたタンパク質のことです。それらのタンパク質や糖タンパクは、細胞膜の構成成分なので、白血球だけにあるわけではありません。ＨＬＡは細胞の目印のようなもので、原則として一つの細胞に14種のものがある、とされています。

　ところが、組織によっては14種がそろっていないことがあるそうです。このことも、体質の問題をややこしくしているのでしょう。

　ＨＬＡの研究は糸口についたばかりで、詳しいことはこれからの研究を待つことになります。発見された種類は１００を超えていますが、しまいには５００ぐらいになるだろうといわれています。

　このたくさんのＨＬＡは、大きく七つに分類されています。Ａ・Ｂ・Ｃ・Ｄ・ＤＰ・ＤＱ・ＤＲの7種です。このうちＡ・Ｂ・Ｃの3種は、母親のお腹にいるときから、すべての有核細胞にあるそうです。そしてそれは、「自己」を主張する物質とされています。自己を主張するということの意味は、例えばＡ１・Ｂ１・Ｃ１があればそれは自分だ、というようなことです。

また、ＤやＤＲなどは「非自己」を主張する物質だとされています。Ｄ２・ＤＲ２があったら、これは自分ではないぞ、ということが分かるわけです。そして、これらはＡ・Ｂ・Ｃと違って、すべての細胞にあるわけではありません。Ｂ細胞・マクロファージ・上皮細胞・精子などに限って、それはあるのです。

ここに、自己・非自己・Ｂ細胞・マクロファージという言葉が出てきました。これらは免疫に関わるもので、あとの方の免疫系の老化の項でもっと詳しく扱いますが、自己の主張、非自己の主張が免疫応答の根本なのですから、臓器移植のときにＨＬＡを無視すれば、拒絶反応にやられるのは当たり前のことでしょう。だからこそ、ＨＬＡが問題になるのです。

ＨＬＡの種類が何百とあっても、一人の人がもっているのは、そのうちの14種に限られます。そのうちの7種は父親からもらい、あとの7種は母親から、というわけです。

私は自分のＨＬＡを知りませんが、見当のつくものが一つあります。ＤＲ１というＨＬＡをもっている人は80歳を超える確率が高いといわれていますから、私も弟もそれをもっているだろうと思われます。

このＤＲ１が父親からきたか母親からきたかが問題ですが、父は戦争中の栄養不良のために、78歳で死んでいます。しかし、その兄弟は、みんな80歳を超えるまで生きていました。また、母は90歳で死んでいます。だから、私どもの両親はＤＲ１をもっていた、と仮定したくなるのです。

そういうことだと、私も弟も両方の親から同じＤＲ１がきたのかもしれません。このように両親が同じＨＬＡをもっていた場合、ＨＬＡの種類は14種はないことになるでしょう。こんな具合ですから、13種どころか12種、11種という場合もあり得るわけです。

このような事実があるとすると、まったく同じＨＬＡのセットをもつことは、ほとんどあり得ないことが分かります。そのため、同一の白血球血液型をもつ人は、一卵性双生児のほかにはいない、といってもよいのです。

家内の家系をみると、母親は82歳まで生きていましたが、父親も兄弟も、すべて80歳にならないうちに死んでいます。寿命に性差があることは統計的に知られた事実ですが、ＨＬＡの研究結果にてらしあわせると、どうも家内はＤＲ１の持ち主ではないような気がします。しかし彼女は、80歳を超えても生きています。それはいうまでもなく、彼女が限界健康レベルにあるからです。

日本人の平均寿命が、最近著しく延びたことが、よく話題になります。女性の平均寿命は、81歳を超えました（１９９１年当時）。それは、決してＤＲ１をもつ女性の数が増えたということではないはずです。

ＨＬＡは、そのように変化する性質のものではありません。それなのに平均寿命が延びたのは、医療技術の進歩と栄養条件の改善によるものだと考えるべきでしょう。この事実は、宿命論の破綻といってよいような、重大な問題が背景にあることを示唆しているのです。

体質というものが個体差の表現であるとすれば、体質をにぎるものはＨＬＡだといってよいことになります。ＨＬＡの分子構造を決めているものは、ＤＮＡであり、遺伝子です。そのため、体質は親ゆずりの遺伝的なものだと考えてよいことになります。私や弟が80歳を超えたのは、親ゆずりの体質によるものだと断定しても間違いないでしょう。

寿命に関わるＨＬＡとしては、ＤＲＷ９というのがあります。それをもつ人は、80歳にならないうちに死ぬ確率が高いといわれます。

ＨＬＡは、臓器移植のときに決定的な役割を演じますが、それ以外の場合には、決定論が成り立ちません。これは、量子力学または量子生物学上の問題なので、ここでは立ち入らないことにします。興味をおもちの人には、『講演集Ⅱ　私の哲学』（「三石巌全業績」第28巻）をおすすめします。

私たちのＨＬＡについての情報は、まだ不十分です。しかし、ＨＬＡと病気との関係は、少しずつ分かってきました。参考のために、そのうちのいくつかを紹介しておきます。

A10……天疱瘡《てんぽうそう》
A11……先天性副腎皮質過形成
B5……潰瘍性大腸炎
B17……慢性活動性肝炎

Ｂ27……………………強直性脊椎炎・ライター病
Ｂ35……………………亜急性甲状腺炎
Ｂ37とＣＷ6とＤＲ7……尋常性乾癬
Ｂ40とＤＲ2……………ＳＬＥ（全身性エリテマトーデス）
Ｂ51とＤＲＷ52、またはＢ5とＤＲＷ52……ベーチェット病
ＢＷ5とＤＱＷ1、またはＢＷ52とＤＱＷ1…高安病
ＤＷ2……………………ナルコレプシー
ＤＱＷ1…………………バージャー病
ＤＱＷ3…………………筋無力症
ＤＲ4……………………IgA腎症
ＤＲ4とＤＲＷ8とＤＲＷ53……若年性糖尿病
ＤＲ5……………………バセドウ病
ＤＲＷ6…………………すぎ花粉症
ＤＲＷ53………………慢性関節リウマチ

ここに挙げられたものは、どれもやっかいな病気です。しかし、円形脱毛症のようなどちらかといえばくみしやすい病気までが、ＨＬＡに関わっていることが分かっています。私も弟も妹も、みんな目が悪いのですが、これが緑内障で失明した父親からきたＨＬＡのせいで

あることは、十分に想像できます。

よく、「わが家は胃ガンの家系だ」などと、冗談まじりに言う人がいるでしょう。これも、HLAに関係があります。それどころか、胃ガンの手術をしたとき、予後が良好であるかどうかも、HLAに関係があるそうです。

子どもがなくて、2回、3回と流産を続けた夫婦について調べたところ、HLAのDQとDRとが、夫婦間で似ていることが分かりました。ただし、子どものある人の流産はHLAとは無関係で、精神的あるいは肉体的な理由によるものだろう、ということです。

こういうことだと、結婚して子どもがほしい人は、事前にHLAの検査をしてもらうのが合理的だということになりそうです。さらにいえば、身体について何らかの問題にぶつかったら、まずHLAにむすびつけて考えるのが科学的といえるでしょう。

一般論として、私たちの身体は、大小の病気を経験しつつ老化していくのが、標準的な過程です。病気と老化とは、もともと別個の概念ですが、病気をするたびに老化がすすむと考えてよいのです。そういう見方をすると、老化という嫌な現象に、HLAが深く関わっていることが分かります。なぜなら、病気も老化も、親ゆずりの体質から切り離すことのできない現象だからです。

HLAと病気との関係を眺めてみると、それがある意味において、体質上の弱点を表していいます。そのような弱点をどうにかしてカバーできないものか、というのが私の課題でした。

そして、そこから分子栄養学が誕生したわけです。

その分子栄養学が、私たち一人ひとりの健康レベルを限界にまで押し上げる手段になることは、前に述べました。限界健康レベルを維持している人は、身体の弱点をできる限りカバーすることになるので、いろいろな病気にかからずにすむはずです。ということは、老化を遅らせることができるということでもあるわけです。

分子栄養学のあらましは、本シリーズ①の『分子栄養学のすすめ』に紹介してあります。もっと詳しいことが知りたい人のためには、『分子栄養学序説』(「三石巌全業績」第3巻)という英訳付きの本があります。HLAがDNAによって規定されること、分子栄養学がDNAレベルの栄養学であることを、ここで再認識していただかなくてはなりません。

ところで、私の頭は、しらがまじりのはげですが、この頭髪風景は父によく似ています。そして、弟の頭もほとんど同じです。しらがになりやすいHLAと、はげになりやすいHLAがなんという名前のものか、あいにく知りません。しかし、私たちはそれを親からもらってきていることは確かです。

しらがもはげも遺伝なら、あかん坊のときからそれが現れてもよいではないか、という疑問がわきます。ところが、若年性糖尿病でさえもが、幼児期には現れないのです。頭髪風景の異変も病気も、嫌なことはすべて歳をとるにつれて、つまり老化のような形で現れてくるものなのです。

黒い毛の作りをみると、それは黒いインクを入れたガラス管に似ています。黒いインクは色素「メラニン」、すき通ったガラス管はタンパク質「ケラチン」です。ケラチンがたっぷり作られ、それにみあうメラニンがあれば、黒く太い毛ができあがります。

ケラチンは作られてもメラニンが作られなければしらがになり、ケラチンが足りなければ毛が細くなってはげに近づく運命だというわけです。

メラニン作りを若いうちにやめるのも、ケラチン作りを早くうち切るのも、ＨＬＡの表現だろうと思います。

この自然の自己運動をあまんじて受けるのか、それともあえてそれに挑戦するかは、私に言わせれば、人生設計の分かれ目なのです。

私は、この項で「落日の思い」を語るはずでした。実感として、私はたえずその思いにかられています。しかし、その感傷をいかにたくみに表現してみたところで、科学的な問題の解決には一歩もふみ出しません。そこで私は、ＨＬＡという一つのキーワードを提出して、最初の一歩をふみ出すことにしたわけです。

ＨＬＡの知識がもっと多くなれば、自分のＨＬＡを調べてもらうことで、寿命はどうか、どんな病気にかかりやすいか、どんな病気にかかりにくいかなどの、宿命があかされるようになることでしょう。

検査料は５万円ぐらいだそうですが、大病院へ行けば、ＨＬＡを調べてもらうことができます。ただ、ＨＬＡの種類がだんだん増えてくる、という事情が気になりますが。

2　顔とふとももを見よ

顔を見れば、その人が若いか年寄りかはすぐに分かります。見分ける方法は誰に教わらなくても、間違いなくできるでしょう。私たちの顔は、年月が経つにつれて、決まった方向に変化していくのです。

では、顔を見ないで、ふとももを見たらどうでしょうか。うんと歳をとって、ふとももがしなびていれば別ですが、若い人と年寄りの見分けは、あまり簡単ではありません。ちょっと見ただけでは、間違えることもあるでしょう。

若い人と歳をとった人とで、顔の様子ははっきり違うのに、ふとももの様子がそれほどはっきり違わないのは、なぜでしょうか。

これは、ちょっと考えれば見当がつきます。顔とふとももとでは、日光の受け方がまったく違うからです。顔は日光によく当たるけれど、ふとももはめったに日光に当たりません。それは、決定的な違いなのです。

歳をとって顔がきたなくなる現象は、老化の正直な表現といえるでしょう。ここまでのことを、少しおおざっぱないい方をすれば、顔の老化がはっきりしているのに対して、ふとももの老化はそれほどはっきりしていない、ということになります。

今まで、顔の老化・ふとももの老化を例にとりましたが、正確にいうならば、これは、顔の皮膚の老化・ふとももの皮膚の老化に的をしぼったことになります。そして、皮膚の老化にとって、日光が決定的な役割を演じていることに気づくはずです。

しかし、日光とひとくちにいっても、そこには強さの問題もあり、波長の問題もあります。日光が強いのは地球上のどのあたりかとか、季節でいえばいつのころかなどということを、いまさらここに書くことはないでしょうが、光の強さや波長が問題になることに間違いないでしょう。

日光をプリズムのような分光器にかけると、スペクトルに分けることができます。スペクトルの7色は、にじの7色と同じもので、紫は波長が一番短く、赤は波長が一番長い、ということになっています。紫より波長の短い光は目では見ることができず、「紫外線」と呼ばれています。また、赤より波長の長い光も目には見えず、「赤外線」と呼ばれます。

フロンガスが大気の上空のオゾン層を破壊すると、地上におりてくる紫外線が多くなって皮膚ガンが増える、というこわい話がささやかれていることを、皆さんはご存じかと思います。

さて、紫から赤までの「可視光線」や赤外線がガンにむすびつけられていないのに、紫外線だけが問題にされるのはなぜでしょうか。

紫外線は、可視光線や赤外線よりも波長が短いのですが、光のエネルギーの量はその波長に反比例する、という法則があります。そのため、紫外線のエネルギーは大きいことになります。エネルギーが大きいということは、この場合、それが当たった物質の分子に変化を与えることができる、という意味です。

では、ここでいう分子の変化とは、何のことでしょうか。

分子というものは、もともと原子の集合体ですが、原子の構造を分解してみると、原子核と電子との集合体になります。電子は原子核をつなぎとめ、その配置を決める役割をもつのです。そこにエネルギーが与えられると、電子の配置や原子核の配置に変化が起きます。紫外線を照射すると、そのような現象が起きるのです。

紫外線のもともとの定義は、可視光線の紫の外側にあって、それより波長の短いものということです。しかし、外側といっても広いのですから、紫外線にも波長による分類をする方が便利です。

この分類は、普通A・B・Cの3種類とします。A・B・Cは波長の長さの順です。Aが一番長く、Cが一番短いのです。C紫外線の波長は、290ナノメートル（1ナノメートルは100万分の1ミリメートル）以下とされています。

C紫外線は太陽光線に含まれていますが、オゾン層で吸収され、空気の分子にも散乱させられるので、地上に届くことはほとんどありません。しかし、波長が短いためにエネルギーがとても大きくて、放射線に近いほどの傷害を与えることができます。

海水浴に出かけて肌を小麦色に焼く、という話がありますが、日焼けを起こすのは、290ナノメートルより波長の長い、A紫外線とB紫外線です。

B紫外線が皮膚に当たると、表皮に作用してそこに炎症を起こします。皮膚が赤くなって、しみ・そばかす・乾燥などを残すこともあります。

A紫外線はエネルギーが小さいために、表皮細胞に働いてそこにあるメラニンの色を濃くするぐらいで、炎症は起こしません。その代わり、奥の真皮のところまで入り、コラーゲンを変性させてしまいます。コラーゲンについては、本シリーズ⑤『成人病は予防できる』にも詳しい説明がありますから、ここではくどくど書かないことにします。

コラーゲンの変性は、しわにつながる重要な老化現象なので、これはあとの肌の老化の章で詳しく取り扱うことにします。

コラーゲンとは、繊維状タンパクにつけられた名前で、それが3本ならんで三つ編になっているのです。そして、それが三つ編になるためにはビタミンCがいる、という事実があります。このことは、私の『ビタミンCのすべて』(「三石巌全業績」第8巻)に説明があります。

ここまでの話を単純化してみると、どうやら皮膚の老化のもとが紫外線であるらしいことに気づくでしょう。これは、まさに重要なポイントなのです。紫外線は、皮膚を老化させるのです。肌を小麦色に焼くことは、皮膚を間違いなく老化させる結果になることを、忘れてはなりません。

ただし、ここにはもう一つの重要なポイントがあります。それは、紫外線そのものが皮膚を老化させるのではなく、紫外線と皮膚とは直に関わってはいない、ということです。紫外線と皮膚との間には、「活性酸素」と呼ばれる酸素の仲間がはさまっている、ということです。この活性酸素についての説明は、本シリーズ⑤『成人病は予防できる』にありますので、それを読んでいただくことにしましょう。

紫外線が皮膚に当たると、活性酸素が発生します。つまり、そこにある酸素が活性化するのです。活性酸素は、ここでは酸化力が強くなった酸素だと思ってください。

皮膚に炎症を起こし、しみやそばかすを作る犯人は、実は紫外線ではなく、活性酸素だったのです。紫外線は、酸素に働きかけてそれを活性化します。そして、その活性酸素が、コラーゲンを変性させるのです。

顔は、日光の紫外線にさらされる機会が多いので、しみ・そばかす・しわなどができやすいことになります。それは、長い年月をかけてじわじわと進行するものですから、急にひどいことにはなりません。気がつかないうちに進行して、歳をとってみたら惨憺《さんたん》たるありさまになった、ということです。

年寄りの顔がしみやしわのある渋紙色になっていても、ふとももはそれほどはっきりしたことになりません。これは、ふとももが紫外線にさらされる機会がめったにないためにほかならないのです。

ここまでの話から、少なくとも皮膚に関する限り、老化の元凶は、紫外線であり、活性酸素だということが分かりました。だから、肌を若々しく保つためには、紫外線を避けるに限るといえます。

ところが、私たちが老化を問題にするとき、心臓とか脳とか筋肉とか、顔でないところを問題にすることがあります。そのようなところは、じかに紫外線にふれるわけではありませんから、老化の犯人を紫外線だけとすることには、大変な無理があります。それでは、皮膚以外のところの老化の犯人は、いったい何なのでしょうか。

その答のヒントは、ここまで展開してきた話の中にあります。それは、活性酸素なのです。そういうことになると、どうしても活性酸素についての知識が必要になります。ここで、いよいよ本シリーズ⑤『成人病は予防できる』を読んでいただかなければならなくなりました。もっと詳しくという人には、『老化への挑戦』(「三石巌全業績」第17巻)をおすすめします。

鉄製品は、古くなるとさびが出て、赤茶けてうすぎたなくなります。これは、酸化のためです。これを鉄の老化といってよいならば、鉄は酸化によって老化するのです。私たちの身体も、酸化によって老化するわけですから、鉄製品に似たところがあるといえるでしょう。

鉄製品の場合は、さびるのが嫌なら油を塗ればよいですし、さびができてしまったら、これをこすり落とせばよいのです。これに相当することが、私たちの身体についてもできるとしたら、老化の予防もでき、若返りもできることになるでしょう。

果たしてそんなことができるものかという問いは、老化を考えるとき、まっ先に出てくる問題だと思います。そのようなアプローチを頭において、これからの話をすすめていきましょう。

3　老化の仕掛人は？

私が発明家を志す人間であったためといえるでしょうが、私は大変多くの言葉を発明しています。そのことは、『学問と私』（「三石巌全業績」第25巻）をお読みになった人には、よくお分かりのことと思います。

私の造語の中に、「自然の自己運動」というのがあります。この言葉はまだ市民権を得ていませんが、これを使うと、老化は自然の自己運動ということになります。老化は、私たちの意思とは関係なしに、自然界の法則によって進行する、ということです。人間だけではなく、すべての生物は、誕生から発育・成熟・老化という過程をふんで、ついには死に至ります。その全体を自然の自己運動とみるのが、私の考え方です。したがって、この本もそのような思想の産物ということになるでしょう。

先ほど私は、顔とふとももを取り上げました。顔の皮膚もふとももの皮膚も、長い目でみれば、老化という名の自然の自己運動を忠実に行っています。ところが、両者の皮膚の様相は、大きくへだたっています。前にも指摘した通り、顔の皮膚の老化は、ふとももの皮膚の老化より先行しているのです。このずれは、あかん坊のときから始まります。少なくとも皮膚の老化は、誕生のときから始まっているといってよいのです。

ところで、医学者は老化という現象を二つに分けて、「生理的老化」と「病的老化」に分類しているようです。病的老化とは、病気などのストレスによって生理的老化が修飾されたものだとされています。

この定義がよくないと考えているわけではありませんが、ここで私は、一つの新語を作りたいのです。それは「強制老化」という言葉で、医学者のいう病的老化を含む概念のつもりです。そうすると、老化は、生理的老化と強制老化とに分けられることになります。思いきって生理的老化にもメスを入れて、それを「自然老化」としたい気持ちもあります。そうすれば、老化は、自然老化と強制老化の二つになるわけです。

これを、顔の皮膚の老化とふとももの皮膚の老化とに当てはめてみましょう。自然老化はふとももの方で、強制老化は顔の方に当たります。顔の老化は紫外線の強制による、と考えるのです。ただし、紫外線それ自体に強制力はなく、それが作り出した活性酸素に強制力があるということは、もうお分かりでしょう。

顔とふとももの例で分かる通り、少なくとも皮膚の場合は、そこに起きる強制老化は活性酸素による、としてよいわけです。

先ほど、医学者が病的老化というものを取り上げ、病気などのストレスによって生理的老化が修飾されたものだと定義していることにふれました。病気がストレスになることは事実です。しかし、病気がストレスによって起きる場合もあることを考えると、この定義は厳密さを欠いているのではないか、という気がします。いっそ簡単に、強制老化は活性酸素によって生理的老化が修飾されたものだとするのがよいかもしれません。

しかし、本当のことをいうと、これもまだ完全な定義とはいえないのです。なぜならば、生理的老化も活性酸素によると考えることができるからです。

さて、老化の犯人として、活性酸素ただ一つを指名手配することに成功したとすると、自然老化と強制老化の分類のためには、もう少し頭を使わなければならなくなるでしょう。あっさり問題をかたづけるためには、よけいな活性酸素が加わった場合を強制老化とする、というアイディアをもってくればよいだろうと思います。

よけいなとは何かといえば、小麦色に肌を焼く目的でわざと強い日光をあびる、というようなことです。海へ出かけないでもすむように、美容室で太陽灯の照射を受けることなども、このたぐいです。どちらの場合も、受けなくてもすむ紫外線を受けて、よけいな活性酸素の攻撃にさらされるからです。

凶悪犯の活性酸素を作るのは、紫外線ばかりではありません。ストレスもそうです。ストレスがあると、身体は副腎皮質ホルモンを出して、ストレスに負けまいとします。ところが、副腎皮質ホルモンの合成にも分解にも、活性酸素がついて回ります。だから、ストレスは強制老化の犯人といってよいのです。ストレスがあればそのつど老化がすすむ、と考えて間違いありません。

また、風邪はウイルスやマイコプラズマなどの感染症です。このような病原微生物が身体に入ると、マクロファージや好中球がそれに攻撃をしかけますが、その武器は活性酸素です。だから、感染もまた、よけいな活性酸素発生の原因です。風邪をひいてもウイルス性肝炎にかかっても、よけい活性酸素が出てきて、老化を強制するということです。

なお、好中球は白血球の仲間で、中性の染料に染まります。好中球には、「小食細胞」（ミクロファージ）という名がついたことがあります。好中球は、活性酸素で細菌を殺し、返す刀で自分も殺してしまいます。一方、マクロファージは「大食細胞」といわれるもので、好中球は死んで膿になるのに、こちらは敵を消化してその分解物を利用する、という違いがあります。

そのほかに、よけいな活性酸素を作るものとしては、汚染物質・添加物・医薬品などがあります。これらのものは、肝臓や腎臓などで解毒されます。といっても、それによって毒性が消えるとは限らず、かえって強くなる場合もあります。だから、解毒といってはイメージをあやまるおそれがあるので、「薬物代謝」といった方がよいのです。

実は、この薬物代謝という名の化学反応でも、活性酸素が発生するのです。医者の薬の場合、副作用と呼ばれるものは、活性酸素からくると思って差し支えありません。それも、薬物代謝の産物です。

すると、ここで一つの問題にぶつかります。それは、老化を起こす原因が活性酸素だと分かっても、よけいな活性酸素と、よけいでない活性酸素、つまり生理的必然から生まれてくる活性酸素とが、どこで区別できるかということです。ストレスとか薬物代謝とか感染などが、よけいな活性酸素の原因であるとすれば、そういう要因がないときに発生する活性酸素こそが、生理的必然に基づく活性酸素の基礎量にあたると考えればよいことになるでしょう。

しかし、これは理屈であって、現実的とはいえません。というのは、日常の食生活の中には、農薬や添加物がまぎれこんでいるし、大なり小なりストレスがあるのが普通だというような現実があるからです。

そのようなわけで、私たちの老化は、自然老化ばかりなのか、強制老化を含んでいるかどうかが分からない場合が多い、といわなければなりません。

実際には、このことを不問にしたままでも、日常生活上の心がけを決めることはできます。それは、強制老化の原因を作らないようにつとめるということです。その心がけの効果は、老化を最小限におさえる結果となって表れるはずです。

むろん、いつ発生するか分からない活性酸素に対して、それを除去する方策を立てることは、不慮の強制老化を予防する上で必須の条件となるでしょう。

活性酸素の除去については、本シリーズ⑤『成人病は予防できる』で調べていただきたいのですが、その目的のために用意された食品に注目するばかりでなく、ニンジン・カボチャ・鶏卵など、またビタミンA・B_2・C・Eなどを積極的に摂ることを考えるのが合理的だといわなければなりません。

ところで、自然老化・生理的老化が異常に早く起きる病気があります。これはプロゲリア症といわれるもので、日本名は「早老症」です。これは4～5歳までに発症して、すごいスピードで進行します。平均寿命が13歳というのですから、恐ろしい病気です。

この病気になると、幼児のうちに年寄りの顔になって、髪の毛は白くなります。脳の萎縮・骨粗鬆症・動脈硬化・弁膜石灰化など、老人に特有な障害が出てきて、結局は、脳卒中か心不全で亡くなります。

早老症には、思春期になってから発症する、ウェルナー症候群というものもありますが、これにかかると、プロゲリア症と同じような経過をたどって、早く老化し、早く亡くなります。

さて、老化の犯人が活性酸素だとすると、早老症の患者の身体には、酸化物がたまっているはずです。そして、実際に患者の臓器を調べてみると、「リポフスチン」が異常にたくさん見つかるそうです。

リポフスチンは、老化色素と呼ばれる褐色の顆粒です。これは、脂肪の酸化物としてよく知られている「過酸化脂質」に、タンパク質がくっついた形の物質です。これがあることで、活性酸素の存在が証拠付けられるのです。

ところで、私たちの身体の中に、活性酸素が出てくるケースがいくらでもあることは、すでに説明した通りですが、もう一つ大事なものがあります。それは「エネルギー代謝」での発生です。

この、身体で使うエネルギーを作るときに活性酸素が出てくるという事実は、私たちにとって大変な脅威です。ものを考えるのにも、食べたものを消化するのにも、歩くのにもエネルギーがいるわけですから、何をしても活性酸素が出てくることになるでしょう。それどころか、何もしないときだって心臓や肺などは動いているのですから、活性酸素の発生がやむことはないのです。これは、私たちが何もせずにじっとしていても、老化はちゃんと進行するということではありませんか。しかし、それこそが自然老化・生理的老化の正体といえるのです。

早老症のことを、振り返ってみましょう。患者の臓器に、リポフスチンがたくさんたまっていたということは、活性酸素があばれまわっていた証拠です。どうして、このようなことが起きるのでしょう。それは、早老症の患者が、特に大量の活性酸素を発生する身体の持ち主であるのか、活性酸素の除去がうまくできない身体の持ち主であるのか、どちらかだからです。

植物でも動物でも、日光の好きなものときらいなものとがあります。どちらも、エネルギー代謝をやっているわけですから、活性酸素を発生しています。日光の好きな生物では、紫外線に当たる分だけ、多くの活性酸素を発生しているわけでしょう。

活性酸素は、植物の場合も動物の場合も、間違いなく破壊活動をします。だから、すべての生物は、活性酸素から身を守るために活性酸素除去物質をもっています。早老症の場合は、これが不十分だったという説明が正しいのです。

生物が自分で作ることのできる活性酸素除去物質として、トップにくるのが「ＳＯＤ」です。これは、「活性酸素除去酵素」と呼ばれるものです。

ショウジョウバエといえば、果物につく小さなハエですが、これには非常に短命なものがいます。調べてみると、それはＳＯＤを作ることのできない種類でした。早老症も、これと同じことではないでしょうか。

私たち人間は、エネルギー代謝専用のものと、一般用のものと、2種類のＳＯＤをもっています。前者はマンガンを含むタンパク質で、「マンガンＳＯＤ」と呼ばれます。後者は銅と亜鉛を含むタンパク質で、「銅亜鉛ＳＯＤ」と呼ばれます。

ＳＯＤのほかに、人間がもっている活性酸素除去物質には、「尿酸」と「グルタチオン」があります。血中尿酸値が高いと、痛風が起きるのではないかとびくびくする人もいますが、これには活性酸素除去作用があるのです。グルタチオンは、分子の小さいタンパク質といってよいものですが、これも血中や臓器にあって、活性酸素に出会えばこれを除去してくれます。グルタチオンの血中濃度は、歳をとるとだんだん減ってきます。つまり、私たちは、歳をとるほど活性酸素に弱くなるのです。

ここまでの話で、老化の犯人が分かりました。そして、その犯人を取りおさえるものも分かりました。もし、老化の予防、いやスローダウンを願うなら、活性酸素除去物質を取りそろえるに限る、という結論になりました。これが強制老化の対策になるからだということは、お分かりのことと思います。

4　老化問題はやぶの中か？

これまでのところで、私たちの一生が、活性酸素、つまり酸化力の激しい酸素とのたたかいであることがお分かりのことでしょう。私たちは、活性酸素とのたたかいの中で、身体をじわじわとむしばまれ、次第に衰えていくのです。

そのたたかいは、まさに水面下でのたたかいであって、特に表面に顔を出すこともなく、意識にのぼることもありません。それは、老化がかくれて進行するということでもあり、どこかでひそかに病気の引き金が引かれるということでもあります。賢者は、それを心得た上で、万全な活性酸素対策をもくろみ、その凶暴な刃《やいば》で闇討ちにあうことのないように、心がけることになります。

『老化に挑戦せよ』の中で、私は人の一生を、「起承転結」の4段階に分けるアイディアを披露しました。生まれてから成人するまでを「起」、成人してから生殖するまでを「承」、子育てを終えてまだ活動の余力を残している時期を「転」、心身ともに衰えて死にいたるまでの時期を「結」とするのです。

起の期間は、いわば成人式までの期間ですから、誰も老化を問題にすることはないでしょう。小麦色に焼いた肌をほこるのが、老化をほこるのと同じだ、などと考えるのはよけいなことなのです。でもそこには、にくむべき老化が、足音をひそめてしのびよってきているのです。

承の盛りの時期は、おそらく10年以上も続くでしょう。普通ならば、この時期は血気盛んです。老化が足どりを速めても、そんなことにかまってはいられません。

酒に弱くなったとか、お腹が張り出したとか、目がかすむとか、肩がこるとか、タフではなくなったとかの形で老化が表面化してくるのは、転の時期です。このとき初めて、歳のせいかな、などと寂しい思いにかられたりするようになります。

歳をとるのは、寂しいものです。容姿から体力まで、すべてのものが盛りをすぎて落ち目になるとすれば、寂しいのが当たり前です。けれども、そこにはひとすじの光明もないのでしょうか。

脳生理学者に言わせれば、情報量でみた場合のピークは、50歳代だといいます。そして、頭の働き、つまり情報処理能力のピークは、60歳代だといいます。どちらも、老化がかなりすすんだ年代なのは、おもしろいことではありませんか。これが、人間に特有な現象だということもです。

ここで一つの疑問がわいてきます。それは、脳は老化しないのか、という大問題です。

よく、脳細胞は一日に15万個ほど死んでいく、といわれるでしょう。一方、脳の重さは体重の50分1のしかないのに、酸素の消費量の5分の1を使います。これは、脳がそれだけぜいたくな器官だと考えられます。そこで、この二つの事実から、次のように考えられます。生体は、いわば「節約の法則」をもっています。入院生活で歩くことが少なければ、足の筋肉はどんどんやせていきます。節約の法則というのは、使わないものは切り捨てていく、という方針のことなのです。

脳における節約の法則の第一は、脳をフルに使わないのなら、そこに大量の酸素を送ることもないということです。それには、使わない脳細胞を殺すに限ります。そうすれば脳へ行く血流量を減らすことができ、同時にそこに供給する酸素量や栄養物質の量をカットすることができるではありませんか。

ここに「脳細胞」という言葉を出しましたが、これにはいくつかの種類があって、大きく分けると二つになります。一つは「ニューロン」と呼ばれる神経細胞、もう一つは「グリア細胞」と呼ばれるニューロンのおもり役です。脳細胞の数は１４０億[*1]といわれますが、これはニューロンとグリア細胞とをあわせた数だといわれます。ニューロンは、脳の機能の直接の担い手です。

脳には、グルタミン酸という、化学調味料としておなじみのアミノ酸がたっぷりあります。そこでは、グルタミン酸がグルタミンになる代謝がよく起きますが、このときにアンモニアが出てきます。アンモニアは毒物なのですが、ニューロンに巻きついている「アストログリア」（アストロサイト）という名のグリア細胞がこのアンモニアを吸収して、元のグルタミン酸に戻してニューロンに返してくれる仕組みになっています。

さて、アインシュタインといえば20世紀最大の科学者の一人です。当然、その頭の働きは抜群でした。そこで彼の脳を調べてみたら、グリア細胞の数が、普通の人より60パーセントも多いことが分かりました。

グリア細胞がちゃんと働かなかったら、ニューロンはアンモニアにやられて死んでしまうことでしょう。このようなことが実際に起きるのかどうか私には分かりませんが、ニューロンは毎日15万個ずつ死んでいきます。そして、生体の酸素や栄養物質の消費をカットして、生命の重荷を軽くしてくれるのです。これは、考えてみれば寂しい話です。このような寂しい話は、起承転結の4段階でいえば、もちろん承の途中からのことでしょう。年齢でいえば、30歳からあとということとしてよいかと思います。

これも私が調べたわけではありませんが、実際に使われるニューロンの数は、総数の10～30パーセントしかなく、あとの70～90パーセントは使われていないといわれます。そして、死んでいくのは使われていないニューロンだそうです。実際に使いもしないニューロンに血液を送っても、酸素や栄養物質のむだ使いになるだけで、生体の合理性に反するのではないでしょうか。使われないニューロンが死んでいくのは、生体の合理性が「節約の法則」となって現れたものなのです。

ところで、老化の実体について、この本ではまだ何もふれてはいませんが、それは細胞内部で起きるものと、細胞外部で起きるものとに分けて考えたらよいと思います。

ニューロンの細胞内部に加齢による異変が起きるとすれば、それは「神経細管」にくびれができるとか、細胞内部に何かがたまって出て行かないとか、そういうたぐいの異変でしょう。神経細管は「微小管」とも呼ばれるもので、細長いニューロンの内部で物質の輸送を受けもつ直線的なパイプラインです。これにアルミニウムがつくと、くびれができるといわれます。輸送管にくびれがあれば、輸送の能率が落ちるわけで、いきおい神経伝達に滞りが起きるでしょう。

また、ニューロンの中に果糖がたまると、やはり神経障害が起きます。糖尿病になると足の先がしびれたりしますが、これはニューロンに果糖がたまるせいだと書かれていました。

こうしてみていくと、ニューロンの異常は、加齢によるとはいっても必然的なものではなく、いわば例外的なものと考えてよいでしょう。結局、ニューロンは自然老化をしないといってよいようです。すると、脳の細胞は歳をとれば数が減るけれど、生き残りは老化していないことになりそうです。数が減るといっても、それは使わないものなのだから何も影響は起きない、と考えてよいのだと思います。そしてそれは、私たちにとって何よりの救いといえるでしょう。

歳をとると脳の細胞が減ることは、やむを得ません。でも、減ったのは使わない細胞ですから、その代わりに残った細胞をフルに使えばよいことになるでしょう。ニューロンと

ニューロンと神経細管

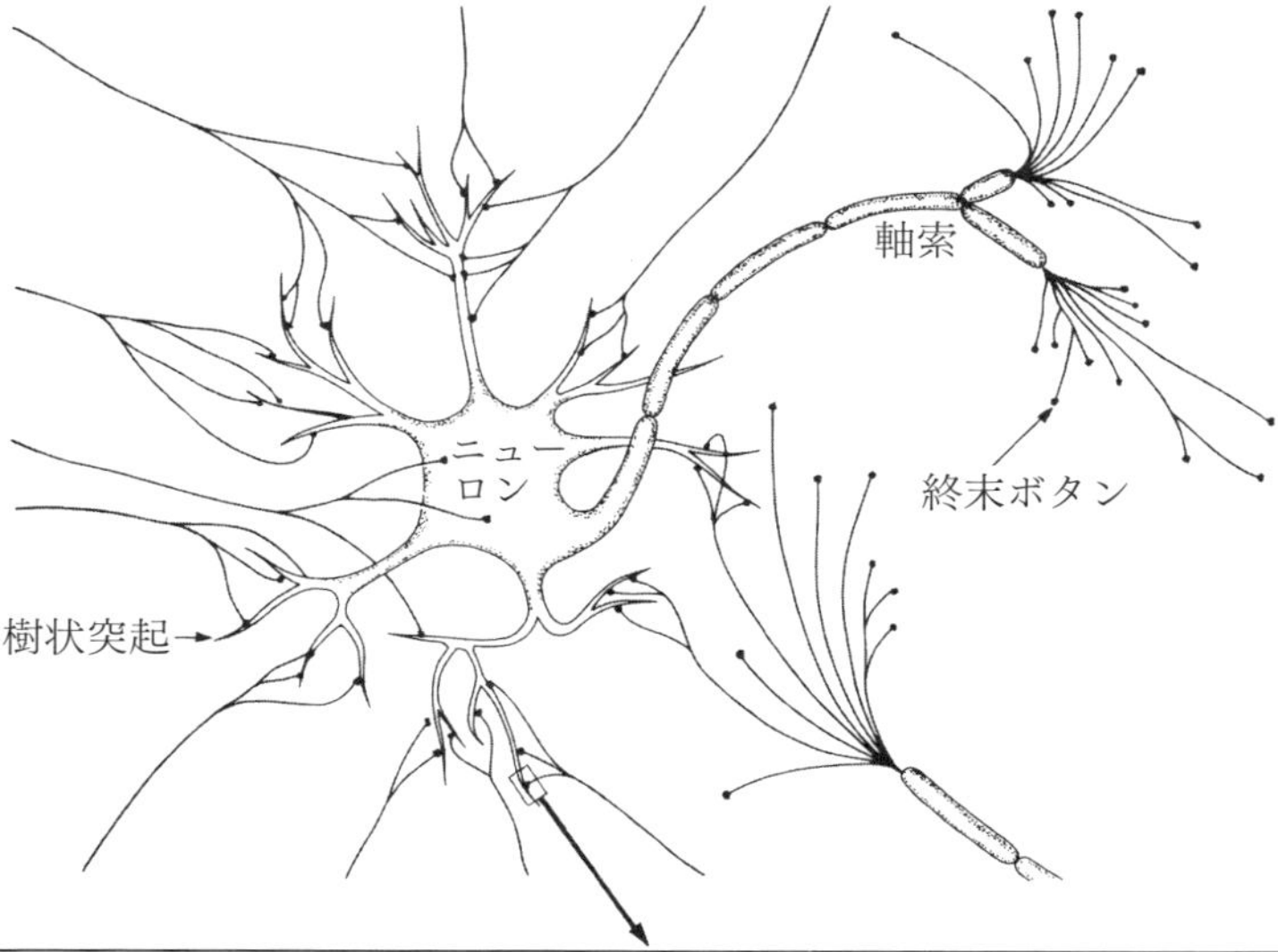

軸索
ニューロン
終末ボタン
樹状突起

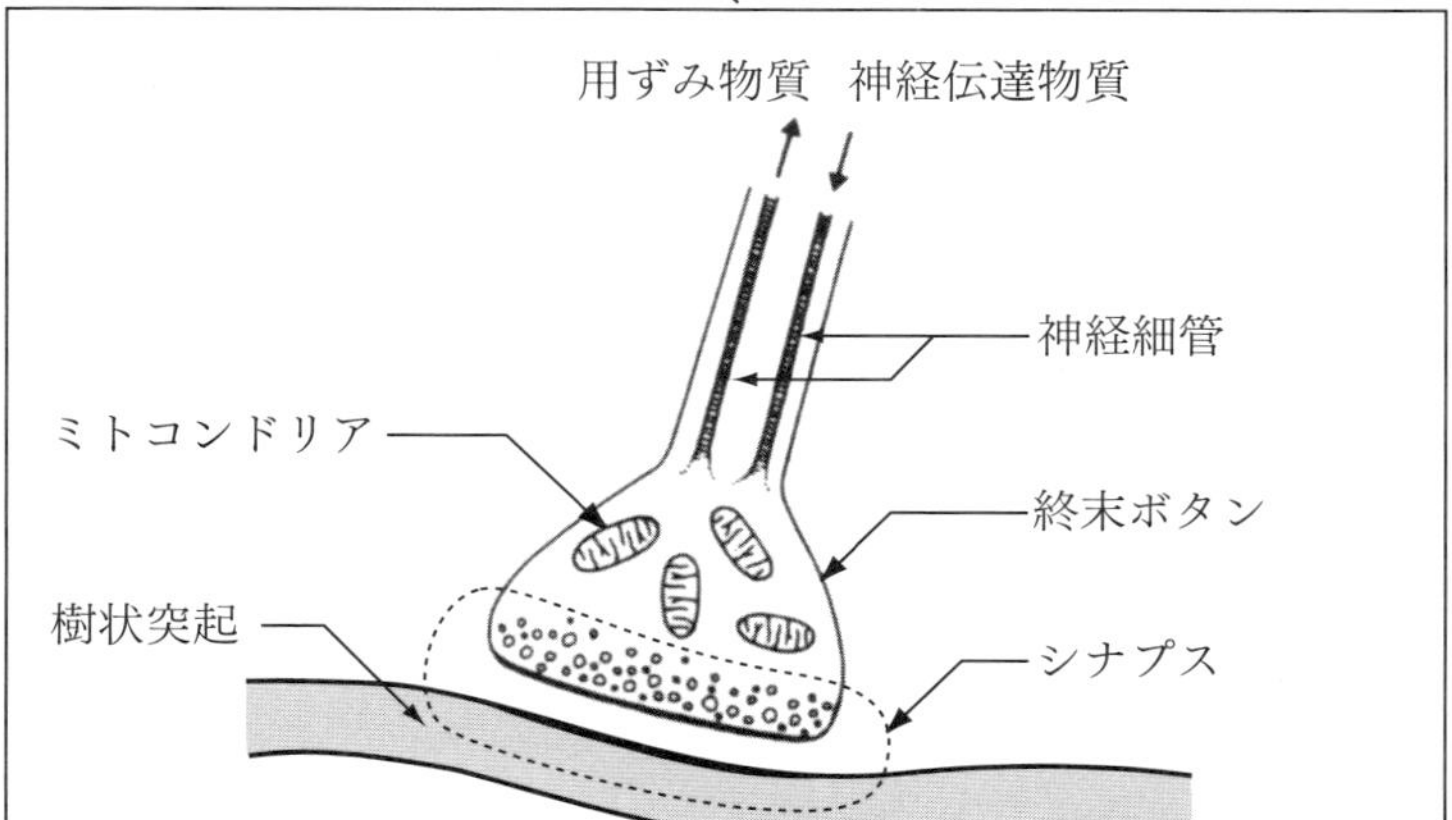

用ずみ物質
神経伝達物質
神経細管
ミトコンドリア
終末ボタン
樹状突起
シナプス

ニューロンとは複雑につながっていますが、頭を使えばそのつながりは増えるのです。残りのニューロンの働きは、若いときとほとんど変わりません。ただし、神経細管か何かの都合で、神経伝達のスピードが落ちることはありますが。

では、ニューロンの細胞外部で起きる異常はどうでしょうか。前の項で、老化の仕掛人まれは犯人は活性酸素だといいました。その活性酸素がまっ先に狙うのが不飽和脂肪酸です。これについては、本シリーズ⑤『成人病は予防できる』に説明がありますから、ここでくどくど言うのはやめにしますが、不飽和脂肪酸の大部分がおさまっているのが「細胞膜」です。脳でいえば、それはニューロンやグリア細胞を包む膜ということになります。グリア細胞がニューロンに巻きついていることを、ここで思い起こしてください。

脳の中に、細菌やウイルスが入り込んだとしましょう。するとそれに対して、好中球やマクロファージが攻撃をしかけます。攻撃の武器は、ご存じ活性酸素です。その活性酸素が、いきおい余ってグリア細胞の膜を傷めるかもしれません。つまり、グリア細胞の細胞膜にある不飽和脂肪酸を酸化して過酸化脂質にする、ということです。

その過酸化脂質は、膜から追い出されて、血液が運んできた新しい不飽和脂肪酸と交代するのが普通です。この場合は、奥にあるニューロンは無傷ですみます。しかし、活性酸素の発生が多いと、グリア細胞の膜の傷みがひどくなり、破れてしまいます。

これがグリア細胞だけのことですめば、ニューロンは無事ですむでしょう。ところが、活性酸素の勢力がものすごいときには、ニューロンも細胞膜を破られて殺されてしまうのです。グリア細胞は死んでも、生き残りのものが分裂して後がまを作ります。しかし、ニューロンではそのような再生ができません。死んだら死んだきりになって、その数が減る結果になるのです。

そして、このような異変が起きると、脳の中に過酸化脂質ができて、それにタンパク質がくっつきます。それが、35ページに書いた老化色素リポフスチンなのです。

過酸化脂質は、活性酸素が不飽和脂肪酸を攻撃した結果の産物です。そして、その不飽和脂肪酸はニューロンやグリア細胞の膜にあったものですから、リポフスチンはこのような脳の細胞の残骸といってよいものです。

ところで、老人の脳を調べてみると、あちこちに褐色の大きなかたまりが見えるそうです。それには、「老人斑」という名前がついています。この老人斑の正体も、リポフスチンだといわれてきましたが、最近の研究によると、「ベータタンパク」という名の繊維状タンパクに巻きつかれて死んだニューロンだということになりました。

若者の脳には、リポフスチンも老人斑もありません。すると、これらのものは、脳の老化のしるしだということになるでしょう。それなら、やっぱり脳は老化する、と考えなければまずいという話になりそうです。これでは、脳は老化しないなどと威勢のいいことを言ってはいられないことになります。

結局、脳は老化するけれどニューロンは老化しない、つまり脳の機能は老化しない、というのが正しいと思います。

この結論は、私の脳の情報処理の結果です。自分のことをいうのは気がひけることですが、私がこの本を書き、この結論に達したことで、私の脳の情報処理能力をお目にかけたのではないでしょうか。脳の情報処理能力のピークは60歳だといいましたが、私の脳はそれより30年も歳を経ているのです。これを、脳の機能は老化しないという私の考えの一つの根拠としてみたいと思います。

私の脳にだって、リポフスチンがたくさんあるでしょう。しかし、この脳細胞の残骸の総体積は、おそらくほかの老人と比べて小さいだろうと思います。なぜならば、私は活性酸素のスカベンジャー（除去物質）の摂取に、手抜きをしないできたからです。

脳細胞の残骸が少ないということは、生きている脳細胞の数が多いことの裏返しのはずです。だから、私の脳細胞の数は、おそらく同じ歳の人たちの平均より多いのではないかと思います。むろんそれは、情報量が多いということ、情報をインプットする余地が大きいということを意味しているのです。

ここでは、活性酸素との関わりを中心に脳の老化を取り上げることになりました。脳はいくつかの部分に分けて考えられていますが、その一つに「黒質」というのがあります。これは、色素メラニンをもつために黒いのですが、ここのニューロンは特に活性酸素の攻撃を受けやすい性質をもっているようです。ここがまともに激しい攻撃を受ければ、そのニューロンは死ぬわけです。

脳の病気として「パーキンソン病」というのがあります。この病気は、黒質のニューロンの数が半分以下になると発症するそうですから、それが半分以上なら、ニューロンの数が少なくても病気ではないわけです。この場合、老化があるレベルを超えると病気が起きるという、老化と病気との関係が考えられます。

このように、老化と病気とが関連しているケースは、パーキンソン病だけではないと思います。

パーキンソン病について知りたい方には、『脳と栄養を考える』(『三石巌全業績』第10巻)または『老化に挑戦せよ』をおすすめします。そこには書きませんでしたが、最近この病気にたばこが特効を表すことが発見されました。ニコチンには、残った黒質細胞を賦活《ふかつ》する作用があるとしなければ、この事実の説明はつきかねることになるでしょう。この事実は、健康管理上すこぶる大きな意義をもつものと考えられます。

＊1　現在、神経細胞数は1000億、その10倍のグリア細胞があるとされている。

5　骨の老化

私たち日本人の身長は、30歳をすぎると、毎年平均して0・6ミリメートルだけ縮むといわれています。これは平均値ですから、誰も彼も同じということではありません。

私の場合、この割合でいくと3・6センチメートルほど縮んでいる計算になりますが、実際にはその半分ほども縮んでいません。この違いが、主に栄養条件からきているだろうということは、たやすく推察していただけると思います。

それはともかくとして、身長が縮むということは骨が縮むということであって、それ以外のものではないはずです。骨には、「硬骨」という硬い骨と「軟骨」というやわらかい骨との二つの種類がありますが、身長が縮むのは、足の骨や、背骨の単位つまり「椎骨《ついこつ》」などが小さくなった結果と考えることができます。

椎骨と椎骨との間には「椎間板」と呼ばれる軟骨がはさまっていますが、これがつぶれて薄っぺらになっても身長は縮むはずでしょう。こんなわけで、歳をとると硬骨も軟骨も縮むのです。結局、老人にはあまり背の高い人はいない、ということになってしまいます。

歳をとって骨が縮むとすると、これを骨の自然老化とみるべきかどうかが問題になります。

私たちが普通に骨といっているものは、身体の骨組を作る硬い組織です。骨は「骨格筋」

の助けを借りて、体形を保ったり、腰を曲げたり、指でものをにぎったり、足で歩いたりするのが役目です。骨は、小さくなってもこの役目をちゃんと果たすことができます。だから骨の老化は、大きさだけのものであって機能をそこなうものではない、といえるでしょう。骨は、大きさの点では老化するけれど、機能の点では老化しない、ということができるでしょう。

そこで、骨はなぜ縮むかという問題を考えてみたいと思います。それには、骨の組成のあらましを知っていた方が便利です。

火葬場で焼いた身体は、骨ばかりになっています。そして、その骨は小さくなっています。骨が燃えて縮んだのです。骨には燃える成分があって、それが煙になって逃げ出したために、骨は小さく縮んでしまったのです。

骨の燃える成分は、主にタンパク質です。これは骨の有機質で、骨の体積の4分の3を占めています。燃えない成分は鉱物質で、体積は有機質より小さいけれど密度が高いので、重量を比べると有機質とほとんど同じになります。

硬骨の構造をみると、繊維状タンパク「コラーゲン」の分子が、きれいに整列しているのが分かります。鉱物質は、コラーゲン分子のすきまに結晶となってぎっしりつまっているのです。コラーゲン分子の占める体積の方が鉱物質の3倍もあるのですから、骨の主成分はタンパク質だとするのが正しいことになるでしょう。

骨の鉱物質は、リン酸カルシウムに水酸基のくっついた、「ヒドロキシアパタイト」と呼ばれる無機化合物です。カルシウムは、このいわゆる「骨質」の成分になっているわけです。骨の鉱物質からカルシウムが抜けると、骨はがさがさになって、骨粗鬆症という病気になります。

骨は、ちょっと見た感じでは石みたいですから、身体の中でがんばって、どんな変化も受けそうもありません。しかし、生きているものがすべてそうであるように、骨も変化します。それは「代謝回転」という現象で、「異化」と「同化」とのサイクルとなっています。異化とは自分と異なるものに変化する化学反応で、同化とは自分と同じものに変化する化学反応のことです。

この章のはじめに、歳をとれば身長が縮んでいくことを書きましたが、これは、異化と同化のバランスがくずれ、同化よりも異化の方が盛んになるためだという説明がなされています。私が「落日」と形容した状態も、これにあたるといえるでしょう。

異化と同化という逆過程は、骨だけにみられる現象ではありません。それはすべての組織で起こっているもので、いわば生命の実体なのです。

コラーゲンの異化では、これが分解してアミノ酸になります。コラーゲンの同化では、私たちの食べたタンパク質が分解してできたアミノ酸から、ＤＮＡの指令によって新しいコラーゲンができます。成人では、普通異化の量と同化の量とは等しく、バランスが取れています。

代謝回転とは、異化と同化とのセットのことで、全量の半分が代謝回転する時間を「半回転期」ということにします。骨のコラーゲンの半回転期は特別長く、10年前後だといわれます。

しかし、コラーゲンの代謝回転が特別速くなることがあります。それは炎症が起きた場合です。歯科医へ行くと、炎症を止めなければ骨が溶けると言われることがありますが、これがその例なのです。炎症が起きると活性酸素が発生しますが、そのとき「歯槽骨」という名の骨が溶けるのです。

おもしろいことに、コラーゲン分子の一つひとつには、コラーゲン分解酵素がくっついています。その名を「コラゲナーゼ」といいます。こんな仕組みだったら、コラーゲンは、できたそばからどんどん分解されてしまうでしょう。ところが、このコラゲナーゼの分子には「コラゲナーゼインヒビター」と呼ばれるタンパク質がくっついていて、コラゲナーゼの働きをおさえているのです。これを日本名にすると、コラーゲン分解酵素阻害因子となります。この阻害因子があるために、コラゲナーゼが働くことができず、したがってコラーゲンはそのまま無事でいられるのです。

ところが、ここに活性酸素がくると、この阻害因子が変性して働きを失います。そうなったら、コラゲナーゼがコラーゲンを分解する働きをおさえられません。それで、コラーゲンはくずれてしまいます。つまり、骨は溶かされることになるのです。

このような現象は、骨折のときにも現れます。そこには、炎症が起きて活性酸素が発生するからです。そのために、骨折部分にあるコラーゲンの糸のように長い分子が、ちぎれてしまいます。

このコラーゲンの切れはしを始末するのは、マクロファージです。このときのマクロファージの役目は、骨の成分をこわすことになるので、これを「溶骨細胞」あるいは「破骨細胞」と呼びます。この細胞は、「リゾゾーム」という分解酵素を出して、コラゲナーゼインヒビターをアミノ酸にまで分解してしまうのです。その結果、コラゲナーゼが働き出してコラーゲンの分解を始めます。そこでも、アミノ酸がいっぱいできることになるでしょう。

一方、「骨芽細胞」というのがあって、これがアミノ酸を食べてコラーゲンの分泌を始めます。その新しいコラーゲンが、骨折箇所の修復をしてくれるという順序になるわけです。

骨には、もともと代謝回転があるので、骨折や炎症が起きなくても、溶骨細胞は少しずつ塩酸を分泌して骨の鉱物質を溶かし、骨芽細胞はそのあとを新しい骨組織でうめていきます。溶骨細胞と骨芽細胞とは、チームを組んで、じわりじわりと異化と同化を営むのです。

さて、ここまでの話の中に、ビタミンCもカルシウムも出てきませんでした。しかし、これらの栄養素がなかったら、ちゃんとした骨ができないということは、もうお分かりのことでしょう。

骨の老化のようにみえる現象として、骨粗鬆症があります。これは女性の高齢者によくみられるものですが、はじめはちょっとせなかがまるくなる程度で、自覚症状はありません。このときのレントゲン所見では、椎骨（椎体）が、くさび状・扁平・凹レンズ状などに変形しているそうです。その結果として、身長が縮みます。やがて、激しい腰痛が4週間から6週間ぐらい続くことがあるそうです。また、背痛が起きることもあるそうです。

骨粗鬆症は、時代・人種・生活習慣・食生活を超えた生理的老化だと医学者はいいますが、必ずしもそうではなく、ある程度は栄養でコントロールできると思います。

カルシウムというミネラルは、血液の微アルカリ性を保証するものとして大切です。またそれは、神経の働きにも筋肉の働きにも、重要な役割をもっています。だから、血中カルシウムイオン濃度は、ある狭い幅の中におさめられていなければなりません。もちろん、食品からのカルシウムの補給が不足すると、カルシウムイオン濃度は、その許された下限を下まわる傾向になるでしょう。

ところが、もしそういうことが起きれば、血液は酸性化するし、神経はいらいらするし、筋肉は収縮力が弱まるなど、まずいことだらけです。そこで、血中カルシウムイオン濃度が一定値を割ると、骨からカルシウムが溶け出して、大事にいたらないようにする仕組みが働くようにできています。

血中のカルシウムが不足すると、その情報を受けて、副甲状腺と呼ばれる内分泌腺が働き出して、「副甲状腺ホルモン」を作ります。これは、「上皮小体ホルモン」とも呼ばれますが、この本では「パラトルモン」としておきます。

　パラトルモンは、血中カルシウムイオン濃度が下がると、副甲状腺から出てきます。そして、血中カルシウムイオン濃度を上げるために、骨を溶かしたり、腎臓からのカルシウムの排出をおさえたり、小腸でのカルシウムの吸収を促進したりして、大活躍をします。ここでは、骨の鉱物質を犠牲にして、血中カルシウムイオン濃度を高めているのです。

　というのは、パラトルモンが血液に運ばれて硬骨のところへ行くと、そこから骨の鉱物質の重要な要素であるカルシウムを遊離させるからです。つまり、骨のカルシウムで血中カルシウムイオンの補いをつけるのです。

　これはありがたい仕組みなのですが、まずい反面をもっています。というのは、補いをつける量より多くのカルシウムを骨から取り出す、ということです。この現象を、「カルシウムパラドックス」（カルシウム逆説）といいます。

　なぜ、これを逆説というのでしょうか。

　パラトルモンが骨からカルシウムを取り出す作業は、血中カルシウムイオン濃度の低下に歯止めをかけるという、目的にかなったものです。一方、骨にはある程度の強度を保つ必要があります。その強度の担い手であるカルシウムを余分に取り出すことは、骨の役割を無視した形になるでしょう。これは生体の合目的性によるものだというところから、逆説呼ばわりされるのです。

この結果、血中カルシウムイオンはよけいになるわけです。よけいなカルシウムイオンは、血中にあっては困るので、動脈壁や心臓弁や腱や腎臓などにおさまります。これは、動脈硬化・心臓弁石灰化症・五十肩・腎結石などにつながりかねません。

しかし、カルシウムパラドックスでこんなことが起きても、それを老化とみるのは正しくありません。血中カルシウムイオン濃度が下がるような食生活をしなければ、こんな不利益な現象の起きる心配はないからです。はっきりいえば、カルシウム不足の食事が一日でもあってはならない、ということです。

カルシウムイオンの話が出てきたので、ひとことイオンの説明をしておきましょう。AとBという二つの原子または原子団が、電気的引力、つまりプラス・マイナスの電気の引力で結合しているとします。このABという化合物を水に溶かすと、引力が弱まって、AとBが一つはプラス、もう一つはマイナスの電気をもって分かれてしまいます。その分かれたものに、プラスイオン・マイナスイオンの名がつけられるのです。

それでは、カルシウムパラドックスの話に戻します。私たちの身体は、なかなか用意周到にできています。というのは、パラトルモンが骨からカルシウムを遊離させる作用をおさえる物質が用意されている、ということです。それは、「女性ホルモン」と「カルシウム調節ホルモン」の二つです。カルシウム調節ホルモンは、甲状腺のC細胞から分泌されるもので、

「カルシトニン」という名前をもっています。これは、カルチトニンと書かれることもあります。

カルシトニンがカルシウム調節ホルモンといわれるのは、これがパラトルモンと拮抗するからです。血中カルシウムイオン濃度は、パラトルモンとカルシトニンとによって、コントロールされていることになります。カルシトニンは、血中カルシウムイオン濃度が上がると出てきます。そして、骨でのカルシウムの遊離、小腸での吸収、腎臓での再吸収をおさえるのです。

また、女性ホルモンがパラトルモンの作用と拮抗する理由については、私はこう考えています。

女性は生理期間中、血中カルシウムイオン濃度が低くなります。それは、顔色にも体調にも表れる程度の低下です。なぜそのようになるかというと、血液の凝固性を弱めるために、血中カルシウムイオン濃度を下げることがどうしても必要だからです。でも、そうなればパラトルモンが出てきて骨に働きかけ、カルシウムを遊離させようとするでしょう。女性ホルモンはそれをおさえにかかって、骨が弱まるのを防いでくれるのです。

このことは、私たちの身体が、驚くほどたくみに、そして合目的的に働いていることを私たちに教えてくれています。しかし一方で、女性は、女性ホルモンが少なくなる時期から、見捨てられてしまうのではないかとも、考えさせられるのです。ひどい話ですが。

それは女性の場合、女性ホルモンが閉経と同時に大幅にカットされるということです。さらにまた、これも女性の場合、60歳をすぎるとカルシトニンの分泌がほとんどゼロになるということです。

これは、60歳を超えた女性の骨のカルシウム含有量が、非常に少なくなっている可能性があることを示すものです。これを防ぐ方法はただ一つ、カルシウム不足の日を一日も作らないことです。それを知らない人や忘れた人は、大なり小なり骨粗鬆症になると思ってよいでしょう。

スポーツだのバレエだので運動がすぎると、生理が止まる場合がよくあります。これは女性ホルモンの分泌が減ったためですから、骨粗鬆症につながります。

おばあさんが、ちょっところんだだけで足や腰の骨を折ったという話は、めずらしくありません。それは、女性の骨粗鬆症がありふれたものであることを示しています。

こういうわけで、栄養条件さえ整えておけば、骨粗鬆症は起きないといってよいのです。だからこの症状は、自然老化の結果ではなく、強制老化のたぐいだと考えることができるでしょう。

ここまでの説明を読むと、カルシウムの補給にはカルシウムイオン水を飲むのがてっとりばやい、という感じがしてくるかもしれません。しかし、濃度の高いカルシウムイオン水は強アルカリ性ですから、飲めたものではありません。いきおい、濃度の低いものが使われることになります。その場合、摂取できるカルシウムの量があまりにも少ないので、現実的な要求にこたえることはできない、と考えなければなりません。

血中カルシウムイオン濃度を一定に保つために、三つのホルモンが微妙に絡み合っているということ、それが加齢とともにぐらついてくるということが分かってみると、そこにも老化の陰をみる思いです。

このように、生体がいろいろな生理的因子を一定値にコントロールする作業には、「ホメオスタシス」という言葉がついています。これは、生体恒常性と訳される英語です。健康診断などで経験した人も多いでしょうが、体温も、血糖値も、血中コレステロール値も、血球数も、血圧も、拍動数も、一定の幅におさえられていないと、医師に何かと注意されます。これは、ホメオスタシスがくずれたからです。そういうわけで、老化の特性として、ホメオスタシスの破綻がいわれるのは当たり前といえるでしょう。

血中カルシウムイオンのホメオスタシスの点で、女性が男性より不利であるのは、不公平というほかありません。

男性と女性とでは、身体にいろいろな違いのあることは誰でも知っていますが、骨に違いのあることは、ちょっと気がつきません。しかし、それがホルモン関係の違いからくるということは、皆さんはもうお分かりでしょう。

男性にも女性ホルモンがありますが、それは量が少なく、主役とはいえません。それはそれとして、男性の場合は、高齢になっても女性にみられるほどのカルシトニンの減少がみられないのです。そのため、骨粗鬆症という強制老化が、男性には少ないという違いがでてきます。だから、カルシウム摂取の問題は、女性の方が切実なのです。

実をいうと、骨粗鬆症はおばあさんだけの病気ではありません。若い男女にも、これが起きる可能性はおおいにあります。それは、ビタミンCやビタミンKが欠乏したときです。ビタミンCが不足していると、コラーゲンが完全な形にならないのです。骨の場合、コラーゲ

骨粗鬆症の男女別発生頻度

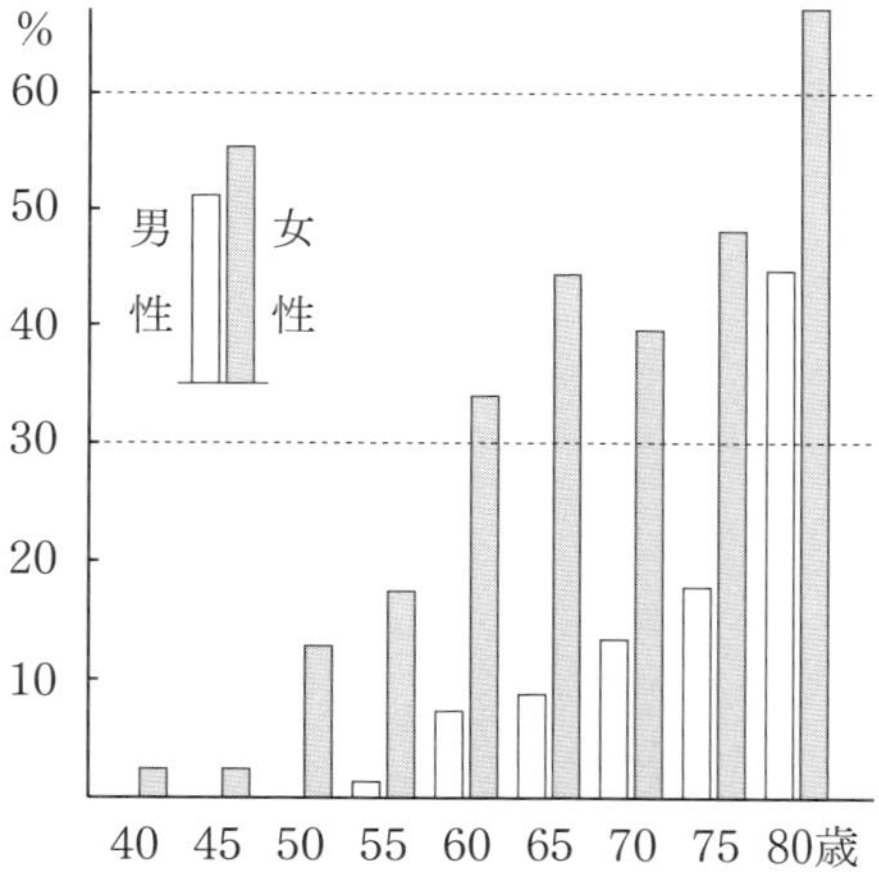

ン分子が正常な形をしていないと51ページに出てきた例のヒドロキシアパタイト、つまりカルシウムを含む鉱物質が沈着できないのです。ビタミンKが不足するとヒドロキシアパタイトの沈着を助けるタンパク質（グラタンパク）を作れないのです。それで、骨粗鬆症を起こすのです。

若い人の骨粗鬆症では、さほど骨折がみられません。それは、やたらにころばないからです。老人がころびやすくなるのは、筋力の低下・関節の屈伸機能の低下・運動神経の機能の低下などがあるためです。だから、骨折を予防するには、カルシウムにだけ気をつけていても不十分です。栄養に留意し、運動にも意欲をもつ、というような日常の習慣があって初めて骨折を縁の遠いものにすることができるのです。

ところで、幕末の蘭学者緒方洪庵の孫にあたる人で、緒方知三郎という医学者がいました。この人はもう亡くなっていますが、老化には真の老化とにせの老化とがある、という説を発表しました。これにしたがえば、骨粗鬆症はにせの老化ということになるのではないでしょうか。もっとも、これに賛成する医師はまれだろうと思いますが。

また、これはまったくの余談ですが、ここに出てきたカルシトニンというホルモンの作用は、カルシウムの調節だけではありません。これとかけ離れた作用も、もっています。それは、「満腹物質」の一つであるということです。

お腹がいっぱいになると、満腹中枢がその情報を受け取り、食欲をおさえこんで食べすぎないようにします。動物実験では、この中枢をこわすと食べすぎになって、その動物はどんどん太っていくのです。

カルシトニンが満腹物質だということは、これには満腹中枢の働きを促進する作用があるということです。つまり、カルシトニンがないと、食べすぎになっても分からないということです。60歳を超えた女性が食欲旺盛ぶりを示したら、その原因をカルシトニンの不足に求めることができるといえるのです。

最後に、これまで紫外線に対してマイナスの評価を与えてきましたが、ここではそれの名誉回復をしておきたいと思います。

日光浴の価値が、ただひなたぼっこによって太陽熱をもらうことだけではないことは、読者の皆さんも経験的に感じていることでしょう。日光浴をしたあとの垢を分析してみると、ビタミンDがよけいに含まれています。ビタミンDは、太陽の紫外線の働きによって、コレステロールから合成されたのです。この代謝も、パラトルモンによってコントロールされています。

ビタミンDには、腸管からのカルシウムの吸収を促進したり、骨へのカルシウムの沈着を促進したりする作用があります。そのために、骨からカルシウムを溶かし出す量をなるべく少なくするように働いているわけです。

このように、ビタミンDは、合目的なコントロールのもとに身体で作られるものなので、現在では、ビタミンとしてではなくホルモンとして位置付けられるようになりました。そして、日光浴はこのコントロールの中で、大きな役割を果たしているのです。

こうなると、紫外線は両刃の剣ということになります。しかし、ここで重要なのは、このコントロールシステムは、必要のないときには、いくら紫外線を受けてもビタミンDの生産を始めない、ということです。これは、よけいな紫外線を受けることにはメリットがなく、デメリットだけになることを意味することになるでしょう。

6 関節の老化

骨に起きるにせの老化は、緒方先生なら、骨粗鬆症だけではないと言われると思います。その一つの例として、「変形性関節症」を挙げることができるでしょう。

この病気は、読んで字のごとく関節の形が変化する病気です。その変形は、はじめからあるのではなく、関節を作っている骨の端をカバーする軟骨に異常が起きるころから始まります。

軟骨が、弾力をなくしてつぶれたり傷ついたりすると、関節を動かすときにいつもとは違う刺激が硬骨に伝わります。その結果として、硬骨の組織が異常な増殖を始め、骨が大きくなったりとげをはやしたりして、変形を起こすことになるのです。だからこれは、あくまでも原因が軟骨の変性にあるわけで、軟骨の病気なのです。

変形性関節症は、体重のかかるひざや腰に起きやすく、その痛みはいわゆる「運動痛」ですから、関節を動かすときに痛みが起きます。

しかし、膝《しつ》関節の軟骨に変性が起きたからといって、その日から運動痛が始まるものではありません。その人は、潜在性の変形性膝関節症患者になったのです。潜在性の患者は、18歳からみられるそうです。

潜在性のものをいれると、変形性膝関節症患者は、60歳では80パーセント、80歳では100パーセントともいえるほどだそうです。その様子は、このグラフで見ていただきましょう。

このグラフには、膝関節と股関節と肩関節の三つが表されています。これを見れば、体重を支える膝関節と股関節とが、肩関節に比べて変形しやすいことがはっきりするでしょう。

このグラフは解剖所見によるものですから、症状を訴える患者のパーセンテージを表すものではありません。症状のない人の方が多いのです。

変形性関節症の年齢と頻度

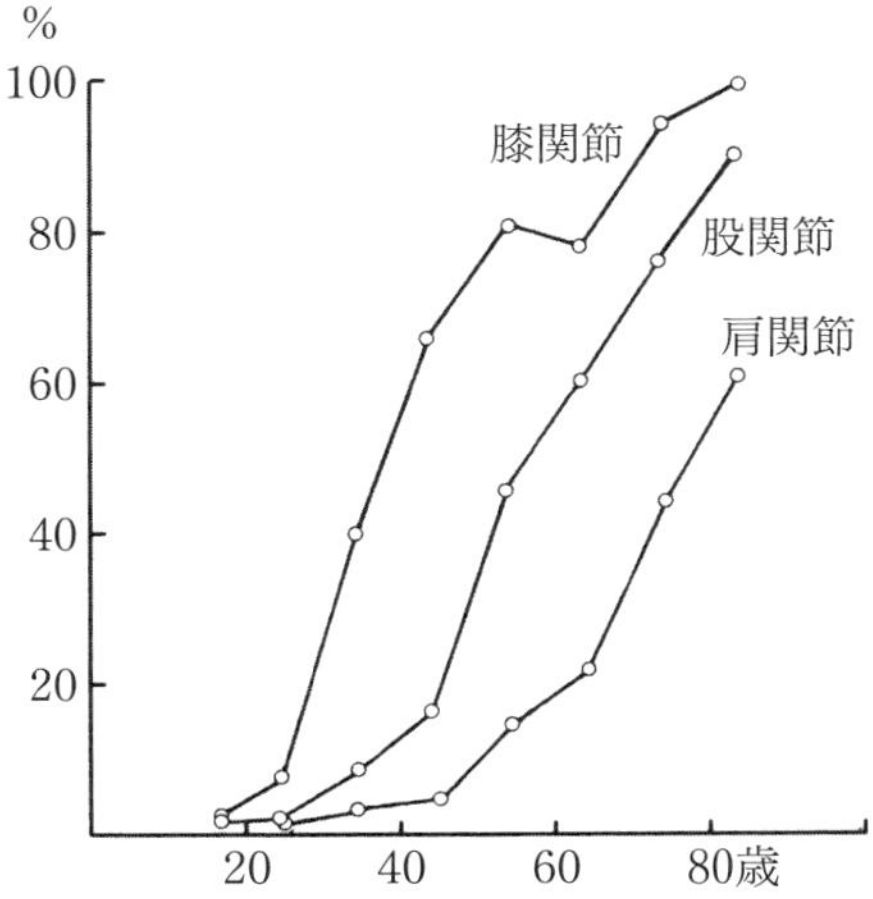

変形性関節症の症状としては、動かし始めの痛み（いわゆるスタートペイン、初動痛）、動かさないときの関節のこわばり、天気が悪いときの関節痛などがあります。

医師は、変形性関節症の患者に対して、不必要な歩行や階段の昇降はなるべく控えるのがよい、と指導します。しかし、これをまじめに守ると、筋肉が弱くなるために関節が不安定になるので、かえって症状が悪化するおそれがあります。結局は、栄養条件の改善のような対策をとるのが賢いでしょう。

変形性関節症患者の「関節腔」を調べてみると、ヒドロキシアパタイトや、これによく似たカルシウム塩の微結晶が観察されることがあります。この硬い鉱物質の砂があるために「関節軟骨」が動くたびにこすれて、かなりの刺激を受け、または傷をつけられたりすることが十分考えられます。

関節腔にカルシウム塩の微結晶ができたわけは、カルシウムパラドックスによるものと考えられます。これを防ぐ方法は、ご存じのはずです。

関節が刺激されると、滑膜などからタンパク分解酵素のような軟骨を破壊する酵素が出てきて、炎症を起こしながら軟骨組織を溶かします。軟骨は、すり減るというより、溶けるのです。そして、それは液状になります。関節に水がたまる、というのがこれです。また、このときの痛みは、炎症からくるといわれています。

股関節の場合も、膝関節と同じように、関節軟骨の破壊が起きるとみてよいのです。股関

関節の構造

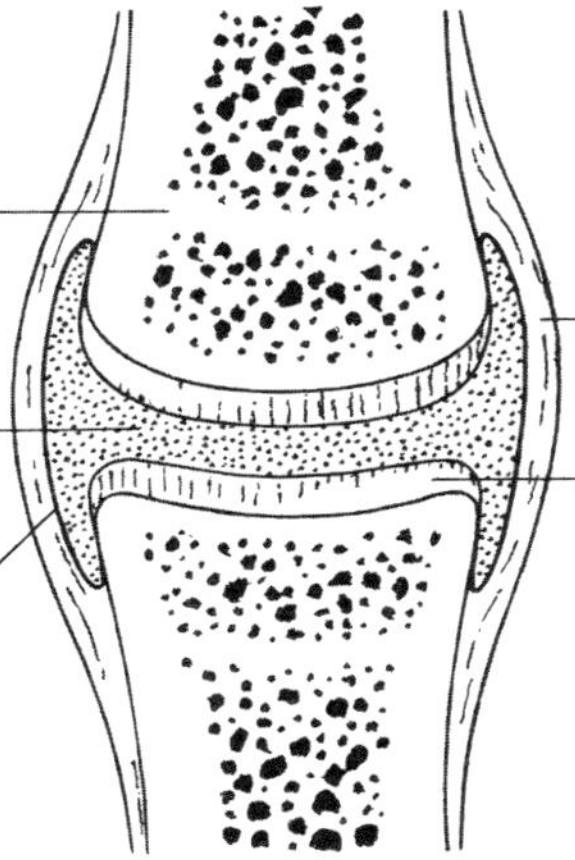

股関節の欠損の様子

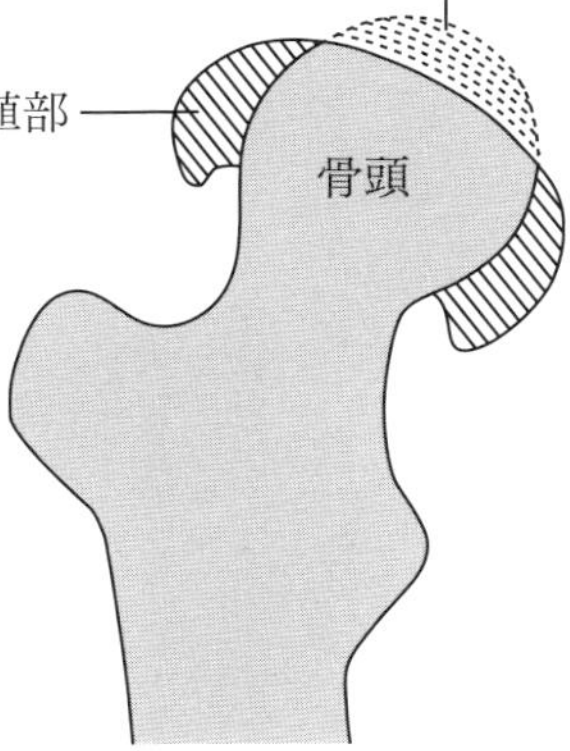

節の欠損の様子を67ページ下に図にしました。図の骨頭のところでは、骨が欠損しています。この部分は、相手の骨と直にこすれあうので、それによる刺激を相当受けているはずです。図の骨頭の両側にとげのようなものがあるのは、その刺激によって骨芽細胞が激しく活動して、骨頭の両側に骨を増殖させたためなのです。

ところで、関節には、それを包む「関節包」があります。同じひざの痛みでも、変形性関節症とリウマチとがありますが、変形性関節症が軟骨の病気であるのに対して、リウマチは関節包と滑膜の病気ですから、両者はまったく違う病気ということになります。リウマチは、変形性関節症よりはるかにまれな病気です。

軟骨は、その字の通りやわらかい骨です。それはゴム風船のように、押せばつぶれ、押すのをやめれば元の形に戻る性質をもっています。それは、どういうわけなのでしょうか。

前にもお話しした通り、硬骨はタンパク質と鉱物質とからできています。コラーゲンとヒドロキシアパタイトから、といえばより厳密になります。そのアパタイトがかたいものだから、硬骨の名にふさわしい組織をもつことになりました。

軟骨には、このアパタイトがないのです。ただし、コラーゲンはあります。そして、アパタイトの代わりに「粘質多糖体」というものがあるのです。これは、その名前の通りねばついたものです。なぜねばつくかというと、多糖体の分子がびっしり密生していて、その狭いすきまに入り込んだ水が、どうにも動けない状態になっているからです。粘質多糖体の分子は、ごちゃごちゃに枝分かれして絡み合っています。

私たちは、脱脂綿が水をたっぷり含んで膨れることを知っています。その水は動けるので、ぎゅっとしぼれば、脱脂綿のかたまりはずっと小さくなります。それでもまだ水は残っているので、洗濯機の脱水装置にかければ、もっと小さくなります。こうなると、動く水はもうほとんどありません。綿の繊維にへばりついた水が残っているだけです。この脱脂綿のかたまりを引っぱってみると、ねばった感じがするでしょう。

軟骨の場合、粘質多糖体は3種類あります。どれも鎖状、つまり鎖状の分子ですが、一番長いのが「ヒアルロン酸」、次に長いのが「コンドロイチン硫酸」、一番短いのが「ケラタン硫酸」です。そしてその三つは、70ページの図のような構造を作っています。

ヒアルロン酸は、木の幹のように伸びています。そして、その幹から「コアタンパク」という名のタンパク質の鎖状分子が、一定の間隔をおいて横に枝のようにつき出しています。そのコアタンパクの枝には、針葉樹の葉のように、ケラタン硫酸の鎖状分子とコンドロイチン硫酸の鎖状分子とがはえています。ただし、枝のつけ根には短いケラタン硫酸の葉っぱかりですが、少し先へ行くと、ケラタン硫酸分子と長いコンドロイチン硫酸分子とが変わりばんこになっています。それからまた、1本1本の枝を幹につなぐところには「連結タンパク」の分子があります。

コアタンパクの枝に多糖体の葉をはやしたものを、「プロテオグリカン」といいます。ヒ

軟骨のプロテオグリカン集合体

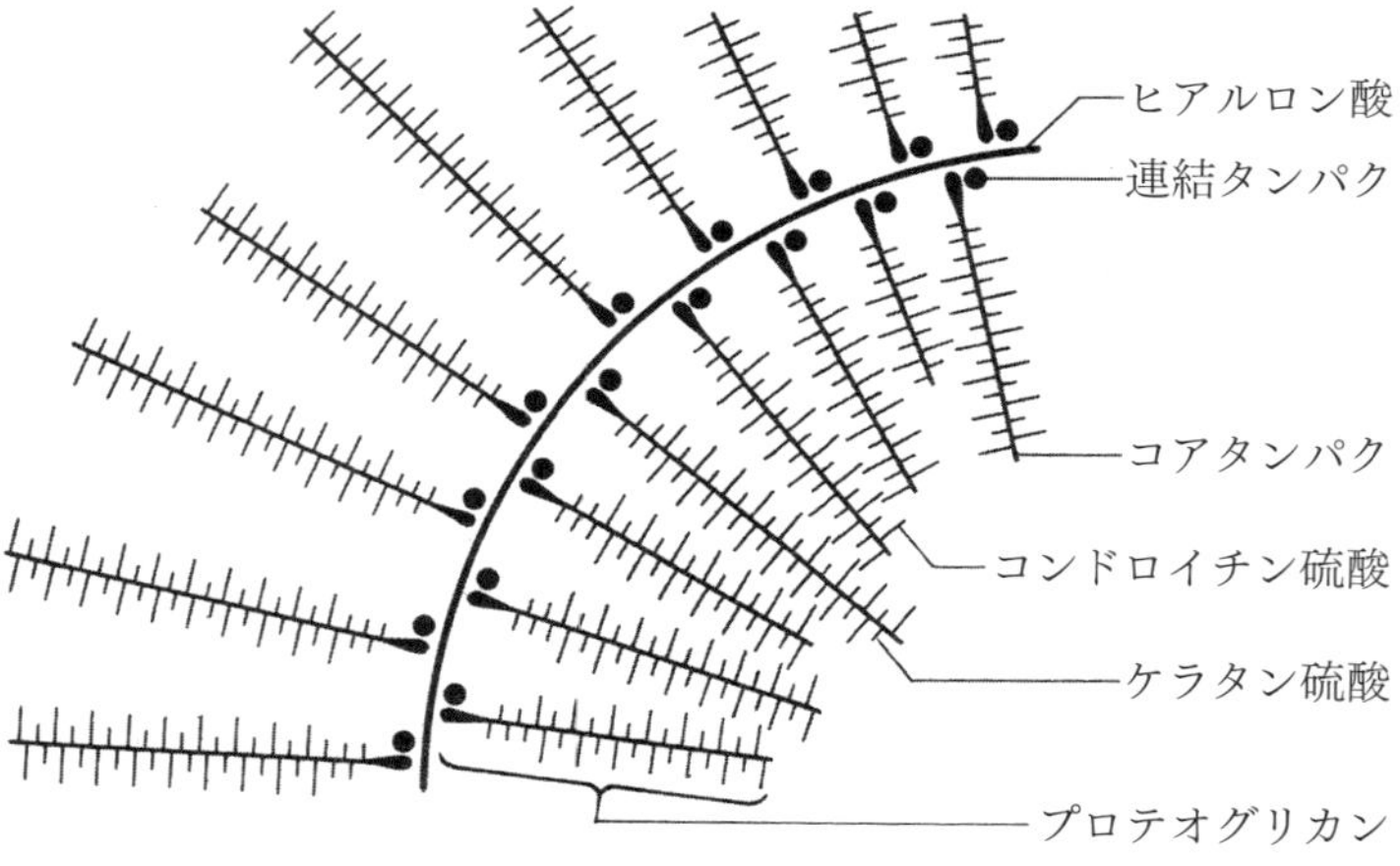

アルロン酸1分子につくプロテオグリカンの数は、140本ぐらいだそうです。そして、ここに挙げたいく種類かの分子がそろうと、この図のような大きな分子が自然に組み立てられるのだそうです。ジグソーパズルを組み立てるような具合だといってよいでしょう。私が、自然の自己運動といっているものの一例が、ここにもみられるのです。

このような過程には「自己組織化」という名前がついていますが、生物の身体はこんな具合に組み立てられている、と考えられているのです。白血病や悪性貧血の治療にはよく骨髄移植が行われますが、このとき、採取した骨髄を静脈に注射すると、それは間違いなく患者の骨髄へ行くのです。これを「組織特異性」といいますが、これも自然の自己運動による自己組織化だといえるでしょう。

70ページの図には、ヒアルロン酸の幹にプロテオグリカンの枝がはえた巨大分子が示されています。その名前は、「プロテオグリカン集合体」です。軟骨には、このプロテオグリカン集合体が、コラーゲン分子に結合した形でたくさん含まれています。

この項のはじめに、変形性関節症が軟骨の変性からくると書きましたが、この変性とは、プロテオグリカン集合体がこわれたり、その分子数が減ったりすることなのです。

軟骨の構造をおおざっぱにみると、ヘチマのたわしのすきまにこんにゃくを入れたようなものだといわれます。ヘチマの筋にあたるものがコラーゲンで、こんにゃくにあたるものがプロテオグリカン集合体です。この構造によって、軟骨はゴム風船のようだといわれているのです。そして、ここでのプロテオグリカン集合体は、たっぷり水を含んだ状態にはないのです。

また、軟骨の表面はでこぼこで、へこんだところに滑液に含まれるヒアルロン酸が入り込んでいます。そのために、関節では軟骨がほかの骨と直にこすれあうことがないのです。この軟骨の構造や形が不完全になると、表面のでこぼこがひどくなって軟骨が直にこすれあうので、動くたびに硬骨の骨芽細胞が刺激され、硬骨が増殖して変形を起こします。

変形性関節症の引き金は、軟骨の表面に近い部分のヘチマの筋、つまりコラーゲンがこわれてこんにゃくが抜けることだろう、といわれています。すると、しめつけられていたこんにゃくが膨れ、つまりプロテオグリカン集合体がたっぷり水を吸い込んで膨張して、全体がやわらかくなるので、軟骨が強度をなくすことになるでしょう。この状態で関節が動けば、軟骨が元の形を保つことができなくなるのは、当然ではありませんか。

ところで、健康自主管理を問題にする人は、プロテオグリカン集合体がおかしくなるのに抵抗するにはどうしたらよいか、プロテオグリカン集合体を作るにはどうしたらよいか、その方法を知りたいというに違いありません。

それには、まず材料を整える必要があります。タンパク質・糖質が材料であることは確かですから、低タンパク食ではいけません。また、硫酸の原料になる含硫アミノ酸も欠かせません。含硫アミノ酸を多く含む卵のようなタンパク質が、脚光をあびるはずです。とはいえ、このような材料がそろえばそれでよい、というものではありません。多糖体を作るのにビタミンAが必要であるというような、合成の問題があるからです。

このビタミンAには、成長ホルモンの合成にあたっても役割があります。プロテオグリカン合成を成長ホルモンが促進する、という事実も見逃すわけにはいきません。また、ヒアルロン酸を分解する「ヒアルロニダーゼ」の活性がビタミンCによって抑制される、という事実もあります。

ここに書いたビタミンの問題をまとめると、プロテオグリカン集合体を作るためにはビタミンA、プロテオグリカン集合体を守るためにはビタミンC、ということになります。高タンパク食を下じきにしてビタミンのAとCとを摂っていれば、変形性関節症にならずにすむということ、もしこれに侵されたら、これらの栄養素を十分に摂ることを心得ておきたいものです。この病気はにせの老化によるものですから、本当ならばかからずに一生を送ることのできる病気である、とあえて言いたくなる気分です。

さて、「椎間板ヘルニア」や「ぎっくり腰」は、私たちがふだんよく耳にする病気です。椎間板は軟骨の仲間ですから、これも軟骨の病気ということで、変形性関節症に縁の近い病気といってよいでしょう。

ただし、椎間板は、ほかの軟骨と違ってヒアルロン酸をもっていません。ですから、椎間板では、プロテオグリカンが集合体にならずにばらばらになっていることが分かります。

70ページの図を見て考えれば分かることですが、プロテオグリカン集合体が水を含んで粘性をもつのは、ヒアルロン酸のせいでなくプロテオグリカンによるのですから、椎間板もやはり風船のような力学的性質をもつはずでしょう。だから、椎間板の管理上の注意点は、プロテオグリカン集合体の場合と同じでよいことになります。

なお、骨折が起きた場合、そのすきまには、まず軟骨が作られ、それができたところにカルシウム沈着が起きる、という順序で修復が行われます。だから骨折のときには、プロテオグリカンのためのビタミンAが必要になります。また、電気をかけてやると修復が促進されるという報告もあります。

もう一つ、膝関節が変形すると「O脚」になります。

ところで、前に、老化の犯人を活性酸素としました。にせの老化でも、そういうことなのでしょうか。

変形性関節症や椎間板ヘルニアなどのにせの老化の場合には、ここに挙げたような栄養物質の不足を挙げる必要もありますが、活性酸素のいたずらも見逃すことはできません。ヒアルロン酸は活性酸素にやられやすいので、変形性関節症ではこれが問題になってきます。

活性酸素の発生する機会としてここに挙げられるのは、炎症や感染だと思います。だから、こんなときにはさっそく対策をとるべきですが、そこに活性酸素のスカベンジャーを加えなければならないでしょう。

もう一つの加齢に伴う変化、つまり自然老化現象として、プロテオグリカンを作る3種類の粘質多糖体のうち、ケラタン硫酸が増えてコンドロイチン硫酸が減るという事実がありま す。ケラタン硫酸はコンドロイチン硫酸よりずっと分子が小さいので、結局、プロテオグリカンの保水量が少ないことになります。だから、歳をとるにつれて、軟骨の弾力が弱くなると考えてよいと思います。これは、緒方先生のいわれる真の老化のようです。

真の老化であれば、人間の力ではどうにもならないことになるでしょう。しかし、私はこれの対策として、ビタミンAの大量投与を考えています。コンドロイチン硫酸の合成には、ケラタン硫酸の合成より、ビタミンAに対する要求量が多いかもしれないと思うからです。

もうお気づきのことと思いますが、この項で、私は軟骨の異常が治せるものだと信じている、強引な人間という印象を与えたに違いありません。それについて、私は少なくとも一つの具体例を挙げることができます。それを紹介することにしましょう。それをお読みになった上で、私の考え方を検討していただきたいのです。

１９８４年のことでしょうか、私は一人の男性の訪問を受けました。その人は、父親の「カルヴェの扁平骨」という病気の相談にきたのです。80歳の父親の椎間板のいくつかが、紙のように薄くつぶれてしまって、現代医学ではどうにもならないという話でした。

私にそれをどうにかする自信があったわけではありませんが、この病因が栄養不足にあると考えて、高タンパク・高ビタミン食を指示しました。そしてまた、適度の運動も指示しました。軟骨には血管がありませんので、栄養物質を摂り込ませるためには、圧縮と膨張とを繰り返すことが必要です。これは歩行によって可能になります。私は、そのことも説明しました。

私は、この方法にほとんど期待していなかったのですが、半年ほど経ったとき、朗報がもたらされました。椎間板ができたという医師の診断があったというのです。自然治癒が意外に簡単に成功したのでした。これは、私の栄養学の価値以外のものではないと思います。

〈解説〉

細胞が粘質多糖体を合成するとき、働くのは「糖転移酵素」という酵素です。その作業をビタミンAが助けているわけですが、そのときにはビタミンA分子の作りを一部変更した「レチノイン酸」になっています。

レチノイン酸は、DNAにある遺伝情報を読み取り、いくつもの酵素をはじめとするタンパク質の合成を開始させる役割をつとめるのですが、そこでは男性・女性ホルモンや抗ストレスホルモンや甲状腺ホルモン、ビタミンDなどと協働するシステムの中心にいることが分かりました。

そして、これまでに知られていた多くのビタミンAの効果は、レチノイン酸が担っていることが明らかになり、ビタミンAにはホルモン作用があるという話になったのです。それによって、ビタミンAの摂取の仕方に、新しい考え方を取り入れる必要が生じてきました。

ビタミンA（レチノール）からレチノイン酸への変換は、必要以上に起こらないように規制されています。一方で、ビタミンAの不足は重大な結果につながりかねません。

生体はこの問題を、二つの方法で解決しています。その一つは、肝臓に専用の貯蔵細胞を用意して、ビタミンAを備蓄しておくこと。もう一つは、ニンジン・カボチャなどの色素としておなじみのベータ・カロチンからビタミンAを作ること。ベータ・カロチンは、ビタミンA分子が二つつながった作りなので、酵素のはさみで切ってやればビタミンAが入手できるのです。第2の方法は、ビタミンAが足りないとき、自動的に活用されるので、調節システムとして役立っています。

ビタミンAは、ほかの脂溶性ビタミンと異なり、腸からの吸収にあたって特別のタンパク質（レチノール結合タンパク）によって取り込まれる、という特権を与えられていることも、取りそこないを防ぐ、生体の知恵といえましょう。

7　筋肉の老化

筋肉の老化なんて話は聞いたことがない、と言われそうですが、あえてこんなタイトルの項を設けたことの裏には、むろん私なりの考えがあります。

皆さんはご存じのはずですが、私たちの身体を組み立てている細胞の多くは、新しいものが古いものに置き替わるという変化を、休まずに繰り返しています。ところが、例外的にその細胞交代をしない組織があります。それは、脳と筋肉です。それらの細胞は「分裂完了細胞」といわれるもので、発生を終えたあとでは、分裂によって新しい細胞を作ることをしません。

そういうわけですから、筋肉の細胞、つまり「筋細胞」は、いったん死んだらもうそれでおしまいだといわれてきました。ところがごく最近になって、この話が違ってきました。それをここに紹介しておきたいと思います。

幼児期に筋細胞が作られるとき、つまり「筋幹細胞」が分裂するとき、その親細胞の一部が休眠状態で残っていることが分かりました。その眠っていた筋幹細胞が、いざというときに目覚めて分裂を開始し、新しい筋細胞を作り始めるという、たのもしい事実が発見されたのです。この細胞の名は、「サテライト細胞」です。

ここで、筋細胞の構造について、説明する必要が起きてきました。その知識の上に立って、論理をすすめたいのです。

骨格筋を例にとると、その多くは紡錘形をしていて、両端が腱になっています。筋肉は筋細胞であり、腱は結合組織の細胞が作ったコラーゲンでできています。

筋肉について考えるのには、まず筋細胞の作りや仕組みを知らなければなりません。

細胞というものは、普通1個の細胞に1個の核をもっています。ところが、筋細胞は「多核細胞」といって、1個の細胞がたくさんの核をもっています。これは、筋肉が作られるとき、いくつかの細胞が融合して1本の「筋繊維」を組み立てたことによるのです。筋繊維の1本1本が、筋細胞であるわけです。筋繊維は円柱の形をしています。筋繊維の中には、たくさんの「筋原繊維」が束になって包み込まれています。これも円柱形をしています。

筋肉の役目が収縮にあることはご存じでしょう。筋肉が収縮するということは、筋原繊維が収縮することにほかなりません。

筋原繊維の中には、81ページの上図に見るように2種類の糸のようなものが平行に並んでいます。この糸のようなものを、「フィラメント」ということにします。太い方はミオシンフィラメント、細い方はアクチンフィラメントです。「アクチン」も「ミオシン」も、タンパク質です。

筋肉が収縮するとき、つまり筋原繊維が縮まるとき、アクチンがミオシンの間にすべり込む形になります。そのありさまは、81ページの下図を見て分かるでしょう。これを、筋肉収縮の「すべり説」といいます。アクチンとミオシンの二つのフィラメントがお互いにすべり込むと、筋原繊維が縮み、筋肉が収縮するのです。

病院でベッドに寝ていると、足は細くなります。筋肉が細くなったのです。このとき、筋原繊維の数も、筋細胞の数も減ってはいません。フィラメントの数が減ったのです。

高齢者をみると、手足が細くなっています。よく、枯れ木のようだなどという形容があるでしょう。この場合も、筋細胞の数が減っているのではなく、フィラメントの数が減っているだけなのです。

入院していた人が、退院して普通の生活に戻ると、足の太さも少しずつ元に戻ります。これは、足の筋肉を使うことによって、フィラメントの数が増えたのです。このことから、筋肉は使わないでいるとフィラメントの数が減り、使うようになるとそれはかなりすみやかに増える、という関係がお分かりでしょう。

ボディービルというトレーニングがあります。これの狙いは、筋肉を太くすることにあるのですから、フィラメントを増やせばよいわけです。フィラメントはタンパク質なので、このときは高タンパク食を摂ることが必須の条件となります。

こういうわけで、筋肉のフィラメントは、減ったり増えたりすることができることになります。スポーツをやればフィラメントが増えるので、筋肉は発達します。スポーツをやめれ

筋原繊維の構造

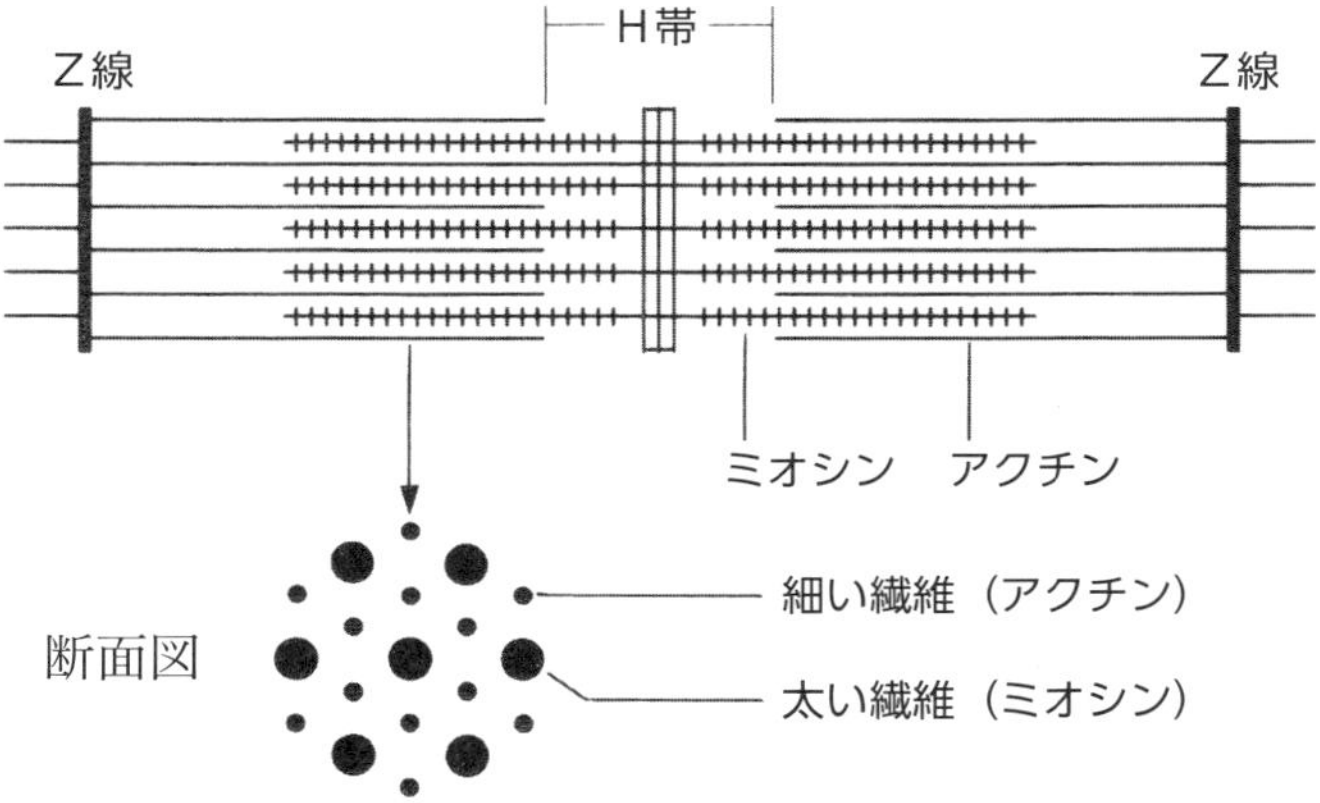

筋原繊維の収縮

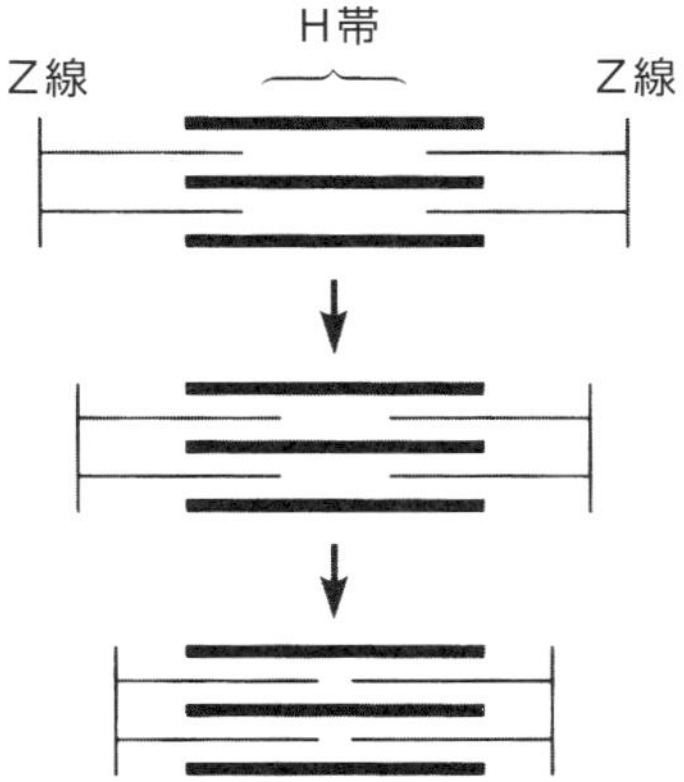

ばフィラメントが減るので、筋肉は萎縮します。

このようなことを考えてみると、筋肉に老化はないとしてよいことが分かるでしょう。歳をとったからといって、筋細胞が減るわけでもなく、フィラメントの質が変わるわけでもないのですから。

それはそうとして、老人の身体がかたくなったようにみえることは事実です。それは、どうしたことなのでしょうか。

身体を手でさわってみると、筋肉のかたい人もいるし、やわらかい人もいます。しかし、身体がかたいということは、動きがぎこちないことであって、さわってみて筋肉がかたい感じがすることと同じではないのです。それは、関節の可動範囲が狭い、ということにほかなりません。手足の関節の動きの範囲が狭いと、身体がかたいという感じを与えることになるのです。

では、関節の可動範囲が狭くなるのはなぜでしょうか。それがつまり、筋肉の老化というものではないのでしょうか。

関節を組み立てている骨は、釘のようなもので支えられているわけではありません。だから、周りをしっかりおさえていなければ、外れてしまいます。これがいわゆる「脱臼」です。

関節にはかなり大きな力がかかりますから、脱臼を防ぐのにはとても強い力がいります。膜で包んだぐらいでは足りないのです。つまり、筋肉の力が必要になります。

　これと似たような事情が、肩甲骨や骨盤にもあります。これらもがっちりした支持物がなかったら、ぐらついて困るではありませんか。そして、この支持にもゆとりがないと、身体の動きはぎこちなく、ここでもかたい感じを与えることになります。

　ところで、筋肉には「随意筋」と「不随意筋」とがあります。随意筋というのは、意志によって動かすことのできる筋肉、不随意筋というのは、意志によってはどうにもならない筋肉のことです。手や足の筋肉が、随意筋だということはお分かりでしょう。心臓や動脈などの筋肉が、不随意筋だということもお分かりだと思います。

　私たちが歩くとき、足を前方に出さなければなりません。それにはまず、ふとももの骨、つまり大腿骨をもち上げて、前方にふり出す必要があります。それには、大腿骨のおもて側についている筋肉を収縮させなければなりません。このように、身体の部分を折り曲げる働きをする筋肉を「屈筋」といいます。この筋肉は、むろん随意筋です。

　次に、大腿骨の下にあるすねの骨、つまり脛骨《けいこつ》のおもて側にある筋肉を収縮させて、すねを前方にふり出さなければなりません。この筋肉はひざを伸ばす働きをするので、「伸筋」と呼ばれます。

　こうしてふり出された足が地面につくと、今度は地面を後方にけるために、ふくらはぎの筋肉が収縮することになります。これはひざを曲げる筋肉ですから屈筋です。

　このように、筋肉には屈筋と伸筋とがあります。歩行のときにはこれが交互に働きますが、直立しているときには、両方が適当に働いて姿勢を保つのです。

今までに説明したのは、足の随意筋が歩行のときにどのような役割をもつか、ということでした。これは表面に現れる現象ですが、裏方には不随意筋があって、それが一生懸命にがんばって関節や骨盤などを支えてくれています。この不随意筋にも、屈筋と伸筋とがあります。それらが拮抗してバランスをとっているのです。

私たちの身体が、目的にかなうように、つまり合目的に、また合理的にできていることはびっくりするばかりですが、この2種類の筋肉の配置についても、そのみごとな実例がみられます。肩の関節を取り巻く筋肉にも、肩甲骨を支える筋肉にも、随意筋と不随意筋の両方があるのです。肩の関節も肩甲骨も、不随意筋でしっかり守っておいた上で、随意筋で思い通りに動かす仕組みになっている、ということです。随意筋ばかりだったら、うっかりしているうちに腕がぶらぶらになった、というようなことになりかねないではありませんか。

中年をすぎると、腕がせなかに回りにくくなったり、肩甲骨がせなかに張り付いたようになったりします。これは、ここについている不随意筋の短縮によるものだと思います。

あかん坊が足の指をなめることはよく知られていますが、これは、筋肉がよく伸びて骨がよく動くことを示す現象です。この時期には十分に伸びた筋肉が、歳をとるにつれて短くなってくるので、身体がかたくなると考えてよいのではないでしょうか。そして、短縮した筋肉が主に不随意筋だということも、あわせて考えてよいのではないでしょうか。

あなたは、前かがみになって手を下に伸ばしたとき、指先が床につきますか。若いときにはついたのに、歳をとったらつかなくなった、という例はいくらでもあります。

この前屈で手が床につくためには、せなかの広背筋や、ふとももの裏側の筋肉、ふくらはぎの腓腹筋《ひふくきん》などがよく伸びる必要があります。これらの筋肉はどれも屈筋で、しかも随意筋です。

前屈が十分にできなければ、身体がかたいといわれるでしょう。この場合は、ここに挙げた随意筋の短縮だけではなく、不随意筋の短縮も起きているはずです。

畳ではなく、椅子の生活を続けていると、若いときのように楽には座れなくなります。この場合も、足の甲の筋肉や大腿骨のおもて側の筋肉が短縮してしまったのです。これも、身体がかたくなる現象の現れですが、やはり筋短縮の問題です。結局、筋短縮は随意筋にも不随意筋にも起きるのです。

もう一度81ページの上図をご覧ください。筋肉が短くなったということは、フィラメントを支えるZ線の間隔が短くなった、ということです。つまり、フィラメントが短縮しているわけです。フィラメントの長さは、筋肉の伸縮の幅が大きいほど長くなければなりません。伸縮の幅が狭ければ、フィラメントは短くてすむわけでしょう。

原則として生体は合目的・合理的にできていることを、先ほど（41ページ以下）は節約の法則の形で表しました。この法則には、「合理化の法則」といった呼び名をつけてもよいと思います。要するに、私たちの身体は、むだをはぶくようにできているということです。だから私は、このことを節約とか合理化とかと言ってみたくなるのです。

例えば、はじめはせなかによく届いた手でも、せなかにもっていくことをさっぱりしなくなれば、そこの筋肉はよく伸びる必要がなくなります。それならば、フィラメントは短くてよいことになるでしょう。節約は、こういう形で現れるのです。むろんそれは、異化と同化の代謝回転の中で行われることになります。

フィラメントの短縮が不随意筋で起きるとすると、これを元に戻すのは大変です。ストレッチとかマッサージとか、外力でその筋肉を伸ばすトレーニングをしなければならない理屈になるでしょう。

私のような老人は、特別な対策をしない限り、身体を大きく動かさなくなります。そうすると、そこの筋肉群に節約の法則が働いて、フィラメントが短くなり、関節・肩甲骨・骨盤などの可動範囲を狭くするのです。それは、身体がかたくなる現象として現れることになります。その変化は、日常生活に差し支えるほどのものではないので、あっさり見過ごされるのが普通です。

歳をとるにつれて、歩くときの歩幅が狭くなる傾向があります。これは、歩行に関わる筋肉が短縮したことの現れです。この変化を意識して、こうならないような対策につとめれば、この年寄りじみた歩き方にならずにすむかもしれません。

これに成功すれば、歩き方の点では老人くさくならないでしょう。しかしこれは、あくまで歩行に関わる筋肉群の短縮を防ぐことができた、というだけの話で、全身的な老化を防いだ証拠などにはなりません。

これと同じことは、いろいろな場合にいえます。特定のポイントにしぼって老化を防ぐことに成功したからといって、全身にしのびよる老化を押しとどめたことにはならないのです。そうかといって、ここに挙げたような細かな点を、どうでもよいとほうっておいては、どんな老化対策も実りが薄いことになってしまうでしょう。

ところで、このように身体がかたくなる現象を、本当に老化と呼んでいいのでしょうか。もし、あかん坊のときから、ずっと足の指をなめ続けるような身体の動きをしていたら、歳をとってもそれができるでしょう。このときは、関節・肩甲骨・骨盤などの可動範囲が狭くはならないことになります。つまり、身体はかたくならずにすみます。そうすれば、可動範囲に関する限り、老化はしなかったことになるでしょう。

現実をみると、不随意筋を伸ばすような運動、つまり身体をやわらかくするための運動を何十年も続けているという人など、まず一人もいないでしょう。これを、怠慢ということにしておきましょうか。

老化の定義を、加齢とともに起きる形態上の変化と、加齢とともに起きる機能の低下とすることが許されるならば、身体がかたくなること、すなわち筋肉の短縮は、老化の一つの姿だということになります。そして、それは怠慢の結果だということになります。この場面では、怠慢を「老化圧」ということができるでしょう。老化圧という言葉は、節約の法則・合理化の法則などの言葉同様、私の造語です。

ヨガ・ストレッチ・マッサージなどの外力によって、怠慢という老化圧を押しのけて、身体の柔軟性を取り戻すことができないではありません。これがうまくいけば、この点での若返りに成功したといわなければならないでしょう。

若返りは、老化の逆過程としてよいでしょう。こう考えると、この問題は、老化が可逆変化であるという前提をおくことになります。果たしてこれは正しいことでしょうか。骨の老化を例にとって、この問題に取り組むことにしましょう。

骨の脱灰は、加齢とともに起きる形態上の変化ですから、先ほどの定義によれば、これは老化現象です。しかしこれは、カルシウムやビタミンCの摂取の失敗から起きるわけで、この点を十分に注意すれば、原則として骨粗鬆症にならずにすむのです。

栄養物質の摂取の失敗が怠慢からくるとすれば、怠慢が老化圧になります。怠慢ではなく無知だったとすれば、無知が老化圧となって私たちに老化を押しつけます。

骨粗鬆症は、栄養条件の整備を心がけていれば、原則として治る病気です。もしこれに成功すれば、ここでもまた若返りがみられることになって、老化は可逆変化だという論理になるでしょう。

なお、ニコチン酸には、関節の可動範囲が狭くなったのを元に戻す効果があります。これも、老化の可逆性の一例になると思います。

医学の立場はどうなのか知りませんが、我々生活者の実感からすると、老化の定義を私流にしておいて、ある場合には可逆的になるとした方が、話がおもしろくなるのではないでしょうか。

この論理でここまでをまとめてみると、怠慢や無知が老化圧になる場合があること、怠慢や無知が解消すればある種の老化が元に戻ること、となります。

これは朗報といえますが、これがどこの老化にも当てはまるかどうか、それがあとの問題になるわけです。

ところで、筋肉の老化は短縮だけではないはずです。骨の老化の項で、カルシウムパラドックスという現象を紹介したでしょう。このときにできるカルシウムの余剰は、コラーゲンに結合して沈着する性質をもっています。筋肉にも、腱にも、靱帯にも、心臓弁にもコラーゲンがあるので、カルシウムはそこに沈着することになりがちなのです。カルシウムパラドックスが度重なれば、沈着カルシウムの量はだんだん増えることでしょう。「五十肩」と呼ばれる症状があります。これの原因のすべてがカルシウム沈着によるものではありませんが、そういうもののあることが分かっています。この場合、カルシウムは痛みのもとの物質になっているわけです。

カルシウムの筋肉への沈着は、加齢とともに起きる形態上の変化であるという意味で、老化の側面の一つといえるでしょう。これをカルシウムパラドックスについての知識の欠如からきたと考えるなら、この場合の老化圧は、怠慢というよりは無知ということになるでしょう。

このように沈着したカルシウムは、代謝のコースから外れてしまうので、代謝回転をしません。ということは、そのカルシウムが自然になくなることを期待するのは無理だということです。

ここで、必ずしも老化対策とはいえないことですが、フィラメントの数を増やす方法を紹介しましょう。

これは、一つではありません。第一の方法は、筋膜を伸ばすことです。これはつまり、筋肉を無理に伸ばすことになりますから、結局は、ストレッチです。

第二は、アイソメトリックスです。

アイソメトリックスは、ドイツのマクスプランク研究所の成果で、その原理は次のようなものです。

筋肉の収縮という現象が、2種類のフィラメント、すなわちアクチンとミオシンがお互いにすべり込むことによって起きることは、もうご存じでしょう。そこで、1本の筋原繊維が、最高1キログラムの力を出すことができると仮定してみます。

この筋原繊維が、0・5キログラムの力を要求されたとしましょう。そのとき、フィラメントの半数が緊張して、残りの半数は休んでいます。この時間は、およそ3秒間とされているのです。ということは、3秒経つと、休んでいたフィラメントが交代して働き出すということになります。フィラメントは、このような仕組みによって疲れないですむわけです。この仕組みに現れるような現象は、「悉無律《しつむりつ》」と呼ばれます。英語では「オール・オア・ナン・ロー」です。この場合、オールは全力の意味でナンはゼロの意味ですから、フィラメントは全力を出すか、またはまったく遊んでいるかのどちらかになります。ローは、法則の意味です。

だから、もし筋原繊維が全力の3分の1の力を要求されたら、フィラメントは三交代で働くようになるはずです。

そこで仮に、その筋原繊維が0・6キログラムの力を要求されたとしましょう。そのときは、60パーセントのフィラメントが動員されて、40パーセントが休むわけです。3秒ほどたつと、今度は40パーセントが働く番になります。

ところが、40パーセントの数のフィラメントでは、全力投球しても0・4キログラムの力しかでないわけですから、0・2キログラム不足してしまいます。つまり、その筋肉は要求にこたえられなくなったのです。

これは、身体にとっては一大事です。そこでフィラメントの数を増やす作業が始まります。

これがうまくいけば、その筋原繊維は1・2キログラムの力が出るようになるはずです。

このような仕組みでフィラメントの数を増やす作業として、アイソメトリックスは創案されました。その方法を具体的にお目にかけることにしましょう。

アイソメトリックスに都合のよい運動具に、ブルワーカーというのがあります。私がこれを新聞広告で見て買ったのは、70歳ごろのことだったでしょう。

ブルワーカーの本体は、2本のいれこになった太い金属のシリンダーで、全長は、約85センチメートルあります。両端はプラスチックのにぎりになっていて、その間は2本の太いゴムひもでつながれています。そして、2本のシリンダーの中には強いバネが入っていて、両手をにぎりにかけて、棒を縮めるように力をかけることができます。

指導書には、いろいろなやり方が書いてありました。私はそれを一つずつやってみましたが、どうしてもできないのがあったのです。それは、このブルワーカーを腰のうしろで水平になるように両手で支え、それを縮める動作です。それがどうにもできませんでした。縮めるのに必要なだけの力が、私になかったのです。指導書には、60歳代の人ならそれができるようになる、と書いてありました。

私はもう70歳でしたから、どうかなとあやぶみましたが、やっているうちにとうとうできるようになったのです。

やり方はこうです。両手で力いっぱい、それを縮めようとします。これを6秒間がんばるのです。これは、要求される力が出るまでフィラメントの数を増やせ、と筋肉に命令することにあたります。

アイソメトリックスは、日本語にすれば「等尺収縮」です。これは、長さを変えることなしに、筋肉を収縮させるという意味です。私の場合、ブルワーカーはまったく動かないのですから、筋肉の収縮はないわけですが、等尺収縮はこれでよいのです。

これを続けているうちに、ブルワーカーはほんの少し縮むようになりました。そうしたら、縮んだ位置に止まるように、6秒間がんばるのがアイソメトリックスなのです。

歳をとれば筋力は低下します。しかし私は、アイソメトリックスによって、その低下をはね返すことに成功しました。

アイソメトリックスは、ブルワーカーを使わなくてもできます。例えば、ひじかけ椅子に腰をかけたまま、両方のひじでひじかけを開くようにがんばります。前の例でも同じことですが、このときは全力でがんばらなければなりません。正確にいえば、全力の2分の1以上の力を持続する必要があるのです。それでなければ、フィラメントの数が増える必然性はないではありませんか。

私は今、ブルワーカーを使わずにアイソメトリックスをやっています。それは浴槽の中でやります。両足とせなかを浴槽のふちに当てて、身体を力いっぱい伸ばすようにつっぱるのです。この姿勢を6秒間保ち、3回繰り返します。

これが終わったら、次の動作を行います。両ひざを左右の壁面にあてがって、浴槽を広げるような気持ちで左右に押しまくる。両ひざを密着させて左右で押しあう。一方のひじを浴槽の壁面で支えてその手を頭に当てがい、その手と頭とで押しあう。その位置で首を少し回して手が頭に当たる位置を後方に変えてから、手と頭とで押しあう、といった具合です。この頭と手との押しくらべは、右と左とで3回ずつやります。

このトレーニングをやる日は、月水金と決めるのが便利です。アイソメトリックスではフィラメントの一部がこわれるので、間に一日おく方がよいのです。

この浴槽のアイソメトリックスは、足と腕と首の筋肉を対象としたものといえます。

このように考えていくと、歳をとれば筋力が弱くなるという思い込みは、おかしいということになりそうです。筋力の低下は、まるごとにせの老化だとはいえないかもしれませんが、怠慢という名の老化圧の影響を否定することはできないのではないでしょうか。

ここまでのところで、私は、筋肉という言葉をさんざん使ってきました。そして、それにいくつかの種類があることを述べてきました。それでもまだ、言い残したことがあります。それは、色による分類です。

骨格筋には、白い色の「白筋」と、赤い色の「赤筋」とがあります。表面に近いところは主に白筋、深いところは主に赤筋です。そして、両者がいりまじったところもあります。白筋と赤筋とでは、エネルギー代謝のタイプが違うのです。

身体の中で、エネルギーを作る装置としてよく知られているのは、「ミトコンドリア」です。これは細胞小器官の一つで、赤い色をしています。それは、チトクロームという鉄タンパクを含んでいるためです。ミトコンドリアでは、脂肪酸やブドウ糖を原料にして、酸素やビタミンB_1などの助けを借りてエネルギーを作ります。このエネルギー生産の産業廃棄物は、水と二酸化炭素だけです。

もうお分かりと思いますが、赤筋は、ミトコンドリアが多いために赤く見えるのです。そして白筋は、ミトコンドリアをほとんどもたないために白く見えるのです。白筋のエネルギー作りでは、酸素もビタミンB_1などもいりません。その代わり効率が悪く、エネルギー源をふんだんに消費します。そして、廃棄物として乳酸を作ります。

白筋と赤筋とでは、役割が違います。白筋は瞬発力を得意とし、赤筋は持久力を得意とします。スポーツには、白筋を主に使うものと、赤筋を主に使うものとがあるわけです。

激しい運動をすると、筋肉がかたくこります。白筋の場合、こりの主役は乳酸でしょうから、これをもみ出せばこりは取れるはずです。しかし、赤筋のこりはこれとメカニズムが違って、なかなか取れません。筋肉の深いところのこりが取れにくいのは、そのためです。

赤筋のこりの正体については、定説がないように思います。参考のために、私の仮説を述べてみることにします。

赤筋のミトコンドリアは、酸素の供給なしには働けませんが、筋肉の緊張が激しいと、一時的に「虚血」におちいることがあるでしょう。虚血とは、血行がストップすることです。筋肉の緊張はやがて溶けます。すると「再灌流《さいかんりゅう》」が始まります。

それは結構なことなのですが、この再灌流で運ばれてきた酸素は、活性化することが知られています。一方、筋肉のフィラメントは、レシチンの膜をかぶってすべりやすい状態におかれているはずです。

レシチンは、リン脂質の一種で不飽和脂肪酸をもっています。これが、活性酸素の攻撃の対象になることは必至です。ここから過酸化脂質ができ、それがくっつきあうので、フィラメントはその一部がかたまってしまうでしょう。これが、赤筋のこりの正体です。

ところで、白筋に起きるような、酸素を使わないエネルギー発生過程を「嫌気的解糖」といいますが、このとき出てくる乳酸が、脳や心臓や赤筋でもエネルギー源として利用されるという事実があります。この関係は、生体のおもしろさの一例といえるでしょう。

最後に、私は糖尿病をもっていますが、この病気は「老化のモデル」といわれます。糖尿病患者の血液は、ブドウ糖をたくさん含んでいます。ブドウ糖の分子は、六角形のいわゆる亀の甲型をしていますが、活性酸素の攻撃を受けるとこの六角形が破れます。この破れて鎖のようになったブドウ糖分子は、タンパク分子にくっつく性質をもっています。この結合物を「アマドリ生成物」といいます。糖尿病患者の血液には、そうでない人の血液と比べて、2〜3倍のアマドリ生成物が含まれています。

アマドリ生成物は、活性酸素の攻撃を受けると、次第に水を失って、何ヵ月か何年かののちに「AGE《エージ》」という物質になります。AGEには、タンパク分子の間に橋をかける働きがあります。眼球の場合、こうして水晶体のタンパク質がかたまったのが白内障です。筋肉がかたくなることの背景には、フィラメントとフィラメントの間にAGEによる結合があるのではないか、と私は考えます。

8　血管の老化

「人は血管とともに老いる」という言葉を聞いたことがあります。誰が言い出したのかは知りませんが、ここで言われている老化は、私の定義と矛盾しないようです。私は、加齢とともに起きる形態上の変化・機能の低下を老化としましたが、血管にはそれがあるのでしょうか。

形態とは、形のありさまや状態を指す言葉でしょう。血管の状態をみると、それは加齢とともにかたくなる傾向があります。それがいわゆる「動脈硬化」であって、老化の姿といってよいものです。

ところで、動脈の硬化があっても、静脈の硬化が問題にならないのはなぜなのでしょうか。動脈は、心臓が血液を押し出す圧力をまともに受けるパイプですが、静脈にはそういうことがありません。だから、静脈壁がかたくなっても大した問題を起こさないわけです。それで、血管硬化といえば動脈硬化を指すことになったのです。

動脈に大きな血圧が加わると、その圧力を吸収して動脈の内径が太く広がらなければなりません。それがうまくいけば、血圧はあまり高くならずにすむわけでしょう。動脈壁が硬化して内径が広がらなければ、血圧は急上昇してしまいます。これが、動脈硬化からくる高血圧なのです。

動脈壁が硬化するのもしないのも、そこの物理的条件で決まります。だから、この問題に立ち入るためには、動脈の構造を知らなければなりません。そこで、100ページの図を見ることにしましょう。

動脈の構造は、大まかに見ると三つの層からできています。内膜・中膜・外膜の三層です。内膜には「内皮細胞」と「内皮下層」と「内弾性板」があって、中膜には「平滑筋層」と「外弾性板」とがあります。そして外膜には、動脈を養うための神経と血管とが分布しています。

そこで、動脈が硬化するとき、この三層のすべてが硬化するのか、それともどこか特定の部分が硬化するのかが問題になります。そして、その前にそもそも硬化とは何かという問題に、ぶつからざるを得ないでしょう。

図を見ただけでは分かるはずはないのですが、内膜の内皮細胞の層も内皮下層も、それから中膜の平滑筋層も、また外膜も、力学的にはごく弱いものです。ということは、動脈の内圧が高くなったとき、血管壁が破れるのをおさえるだけの力学的強度はない、ということです。

結局、動脈の力学的強度は、内弾性板と外弾性板の二つの結合組織の膜からくるのです。硬化するもしないも、この二つの膜の問題になります。

動脈の構造

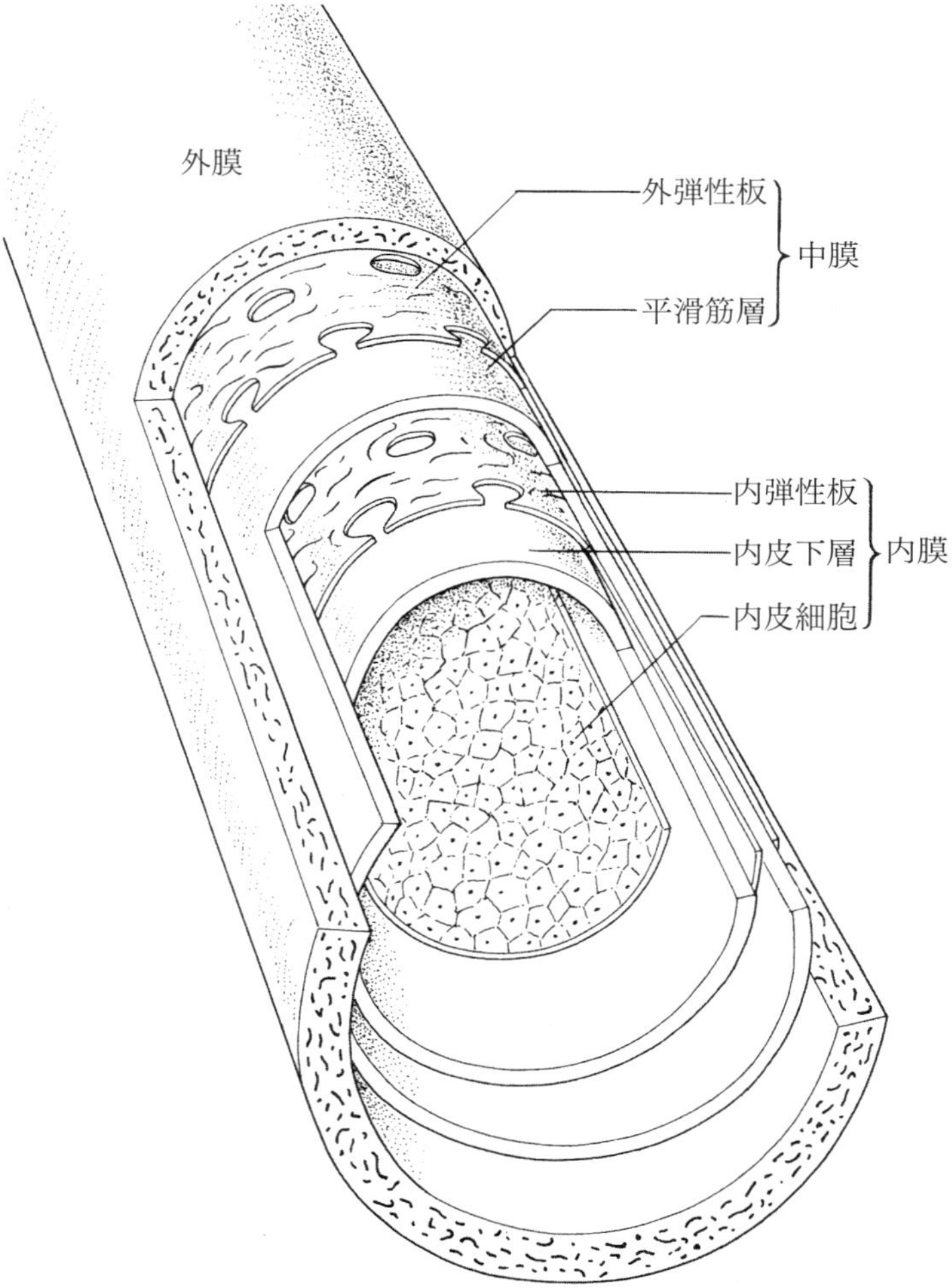

ネズミの動脈を取り出して、それを無理に引き伸ばしてどこまで引っぱったら切れるかという実験が、テレビで放映されたことがあります。そのときは、低タンパクのエサで飼われたネズミの血管がたちまち切れたのに、高タンパク食を与えられたネズミの血管がなかなか切れない、という事実が示されました。そして、すぐに切れた血管は硬化したものだという説明があったのです。

この実験で分かる通り、硬化した血管とは、かたくて丈夫な血管ということではなく、かたくてもろくなった血管を意味しています。新しいゴム管は、やわらかくて引っぱれば楽に伸びるのに、古くなったゴム管は、引っぱればだらしなく切れてしまうでしょう。あれと同じことなのです。古いゴムは、抗張力が低下しているのです。

動脈の構造を見ると、弾性板と名のついたものが二つあるでしょう。それは、内膜にある内弾性板と、中膜にある外弾性板との二つです。

弾性板の材料はタンパク質で、コラーゲンと「エラスチン」の2種類とされています。若いときにはエラスチンで、それが加齢とともにコラーゲンに置き替わるというのです。

ところで、弾性という言葉は物理用語ですが、これは、ひずみに応じてそれに抵抗するように現れる力のことです。その力は、英語ではストレスと呼ばれます。それで、弾性が大きいということは、同じひずみに対してストレスが大きいことを意味します。それで、弾性が大きい物体ほどひずみにくいのです。

だから物理学的な解釈だと、動脈がしなやかだということは、弾性が小さいことにあたります。動脈は、弾性が小さいことが望ましいのです。しなやかでちぎれにくいものは、弾性が小さくて弾性限界が大きいことになります。弾性板は、そのような性質のものであればよいわけです。

コラーゲンは、コイル状の繊維が3本ならんで三つ編になった形のものです。コラーゲンは繊維状タンパクですが、エラスチンは球状タンパクです。球形タンパクが鎖状につながって、繊維の形になったものです。例えてみれば、エラスチンは輪ゴムをたくさんつないだようなものですから、ちょっと力を加えればすぐに伸びます。弾性はとても小さいのです。その代わり、いくら引き伸ばしてもなかなか切れません。弾性限界が大きいのです。

2枚の弾性板が、若いときはエラスチンでできているとすると、これは大変しなやかですから、血圧を十分吸収してくれます。したがって、血圧は高くなりにくいのです。つまり、高血圧は起きにくいことになります。ということは、歳をとって、弾性板がコラーゲンをたくさん含むようにならなければ動脈硬化は起きない、ということにほかなりません。

ところで、エラスチンの繊維の1本1本は抗張力が弱いので、となりの繊維とところどころで「架橋結合」を作っています。抗張力とは、張力、つまり引っぱる力に抵抗する力なのですから、抗張力が弱ければ引っぱってすぐ切れることを意味します。また、架橋結合とは、となり同士の間に橋をかけて、互いに助けあう構造を作っている、ということです。

エラスチンが作られるときには、協同因子としてビタミンB_6が働きます。また、エラスチン繊維の架橋結合が作られるときには、協同因子として銅が働きます。一方、コラーゲンが作られるときには、協同因子としてビタミンCがなければならないことは、60ページにも書いたことでした。

それでは、私たちの食生活をかえりみて、ビタミンB_6や銅の欠乏と、ビタミンCの欠乏と、どちらが起きやすいでしょうか。これは、まったく人それぞれの食習慣の違いになるとはいえ、大まかな傾向としては、前者の確率が高いのではないでしょうか。もしそれが正しいとすれば、エラスチンよりコラーゲンの方ができやすく、そのため弾性板の材料がエラスチンからコラーゲンに移行する、という現象の説明がつくのです。ただし、これは私の推量ですから、間違っていないとはいえませんが。

むろん、これに先立つ条件として、弾性板の実質の不足が弾性板を弱くすることを挙げなければなりません。つまり、低タンパク食では、弾性板が弱くて、引っぱればたちまち切れることになります。先ほど挙げたネズミの実験が、このことを裏書きしていることになります。

ところで、実験に使われるネズミには、動脈硬化を起こして脳卒中になりやすい系統のものがあります。この高血圧性脳卒中のモデルラットは、加齢によるエラスチンの減少が普通のネズミより早いのです。ところが、これに高タンパク食を与えると、エラスチンの減少速度が遅くなります。この事実は、動脈硬化の予防を考えている人たちにとって有益な示唆になるはずです。

このあたりの事情に参考になるのは、私のケースだと思います。以前、私が糖尿病の診断を受けたとき、血圧の高い方の数値は210ぐらいでした。そのころの私は、まだ「配合タンパク」を使っていませんでしたから、食事は低タンパク食だったに決まっています。私が、配合タンパクをこしらえていよいよ高タンパク食を確実なものにしたのは、それから数年後のことです。

私は健康診断を受ける習慣をもたないので、血圧を測ってみることなしに、ずっと過ごしてきました。ところが今年になって、健康保険組合から電子血圧計を送ってきました。それで、おもしろ半分にそれを使ってみたところ、私の血圧は上が140台、下が70台で、正常な範囲にあることが分かったのです。

もちろん、私の食生活は高タンパク食・メガビタミンですし、ミネラルについても補給におこたりないのですから、エラスチンの合成にもコラーゲンの合成にも、栄養素の不足はないはずです。私の血圧の低下を、コラーゲンからエラスチンへの移行によるものとしてよいかどうかには疑問がありますが、高血圧が治ったことだけは確かです。そして、動脈硬化はほとんどないだろうと思っています。

私の糖尿病を診断した先生は、私に降圧剤をよこそうとしました。ファーストチョイスで副作用の少ないものだから、としつこくすすめたのです。しかし、私はかたくなにがんばって、それを拒否しました。

その病院は糖尿病専門で、患者はすべて1ヵ月に1回、血糖値の検査を受けることになっています。私は最初のうちは何回か通いましたが、3回か5回ぐらいで勝手にやめてしまいました。「自主管理」に切り替えたわけです。そして、現在はインシュリンの注射をして、食事制限なしでやっています。

ここで私が言いたいのは、高血圧も動脈硬化も、栄養条件を整えれば改善されるということです。動脈硬化は、加齢とともに進行する動脈の形態上の変化です。それが栄養で何とかなるということは、動脈の老化は栄養についての無知から起きる、と考えてよいことになるでしょう。とするならば、ここでの老化圧は、無知ということになります。

ところで、塩辛いものを避けないと高血圧になる、という人がいます。これは常識のようになっていますが、食塩と血圧に相関のある人は1～2パーセントしかいません。これも、HLAによって決まるのでしょう。この1～2パーセントの人にとっては、食塩を減らすことが血圧を下げる効果を生むでしょうが、残りの98～99パーセントの人にとっては、せっかくの減塩食も期待を裏切ることになるのです。

もちろん、ナトリウムの過剰摂取は、高血圧につながらなくてもベターではありません。でも、これについては、ビタミンB_2にナトリウムの排出をうながす作用があることを知っていればよいのです。私はビタミンB_2を十分に摂っているので、塩辛いものを敬遠する気持ちはまったくありません。

結局、食塩の問題を考慮に入れたところで、動脈に対する老化圧はやっぱり無知なのだと私は思います。

さて、骨の場合にも、筋肉の場合にも、カルシウムパラドックスが問題になりましたが、動脈の場合はどうでしょう。やはり動脈の場合も、それが問題になります。カルシウムパラドックスによって血液中にあふれたカルシウムが、血管壁に沈着するということです。血中の余剰カルシウムイオンは、コラーゲンのところに沈着するわけですが、そのコラーゲンが内弾性板にも外弾性板にもあって、それが加齢とともに増えるのが問題です。それに加えてカルシウム沈着は、コラーゲンのところに起きるだけではなく、エラスチンのところにも起きるのです。

コラーゲンには、十数種類のタイプがあります。カルシウム沈着が起きるのは、そのうちのII型コラーゲンだけに限られます。しかし、それが動脈壁の弾性板にあるから困るのです。コラーゲンには十数種類のタイプがあるといっても、その80～90パーセントがII型なのですから、カルシウムが沈着する場所はまことに多いというべきです。実は、血管壁のコラーゲンは主にIII型なのですが、そこにもII型がまじっているのです。

カルシウムが沈着すれば、動脈壁はそれだけかたくなります。したがって、カルシウムの沈着は、動脈硬化を助長することになるわけです。

ところで、ここまでの話とは別に、歳をとるにつれて、コラーゲン分子の間の架橋結合も、エラスチン分子の間の架橋結合も、数が増えることが発見されています。それは、97ページに書いたAGEのせいでしょう。コラーゲンはともかく、エラスチンはもともと弾性板の主成分なのですから、どっちにも加齢とともに架橋結合が増えるとなると、話は穏やかではありません。架橋結合が増えれば、それだけかたくなるという事実があるからです。

この架橋結合の増加が何によって起きるかは、十分明らかになっていませんが、AGEによるとすれば、活性酸素が片棒をかついでいることになります。そうすると、この場面での老化圧は活性酸素からきていることになります。そこで、この老化圧をはねのけるために活性酸素のスカベンジャーを考慮すべし、という結論になるでしょう。

9　肌の老化

　この本のはじめの方にも書いたことですが、顔から頭にかけての様子ほど、雄弁に歳を表すものはないといってよいでしょう。しらが・しみ・しわなど、いくつもの因子が、よる歳なみを主張します。よその人の首から上を見るまでもなく、私の場合がそうなのです。

　しらがは毛染めという手があるのでごまかすことができますが、しわとなると深刻です。皮膚を切りつめる方法もありますが、これは一般市民に広く利用されているものではありません。これをやろうという人は、人前に顔をさらす商売の人に多いといって間違いはないでしょう。

　首のあたりの皮膚は歳をとるとたるんできますが、それをぴんとさせれば見かけ上の若返りになります。むろん手術をするのですから、そこに傷ができます。しかし、目立つようにはしないと、ある外科医は言っていました。

　私は医者ではありませんので、もし首の皮がたるんだのを治す方法はないかと聞かれたら、外科医に相談しなさいということになります。これにまさる確実な方法はないのです。

　しかし、手術なんて不自然なことは嫌だという人には、まったく方法がないのでしょうか。そんなことはないはずです。というのは、栄養の補給によって、ある程度は何とかなるからです。むろん、それはたるみの原因に栄養不足のある場合に限りますが。

この原理をつきとめるためには、皮膚や栄養についてのいく分かの知識がいります。そこでまず、皮膚の構造を110ページの図で見ることにしましょう。

これは、皮膚にメスを入れて、角切りにしたところです。毛が4本ありますが、毛も皮膚の一部なのです。

この直方体を上から見ていくと、まず薄い「表皮」の層があります。そしてその下には、表皮より厚みがありでこぼこのある「真皮」の層があります。それから下は、厚ぼったい「皮下組織」になっています。皮下組織の下の部分にたくさんのまるい粒が見えますが、これは「皮下脂肪」と呼ばれるものです。

では、表皮・真皮・皮下組織を作っているもとは何でしょうか。むろん、それは細胞に決まっています。皮下脂肪といっても、この粒の正しい名前は「脂肪滴」といい、細胞のおばけといってよいものです。脂肪細胞が、脂肪をためこんでふくれあがったものです。顔面の皮下組織が薄っぺらになるのに、腹部の皮下組織が厚ぼったくなることは、中高年者の悩みのたねです。

表皮の厚みは、0・6ミリメートルしかありません。面《つら》の皮がいくら厚い人も、表皮が厚いわけではないのです。

表皮のところには、「表皮細胞」があります。それの一番外側のものは、死んで「角質細

皮膚の構造

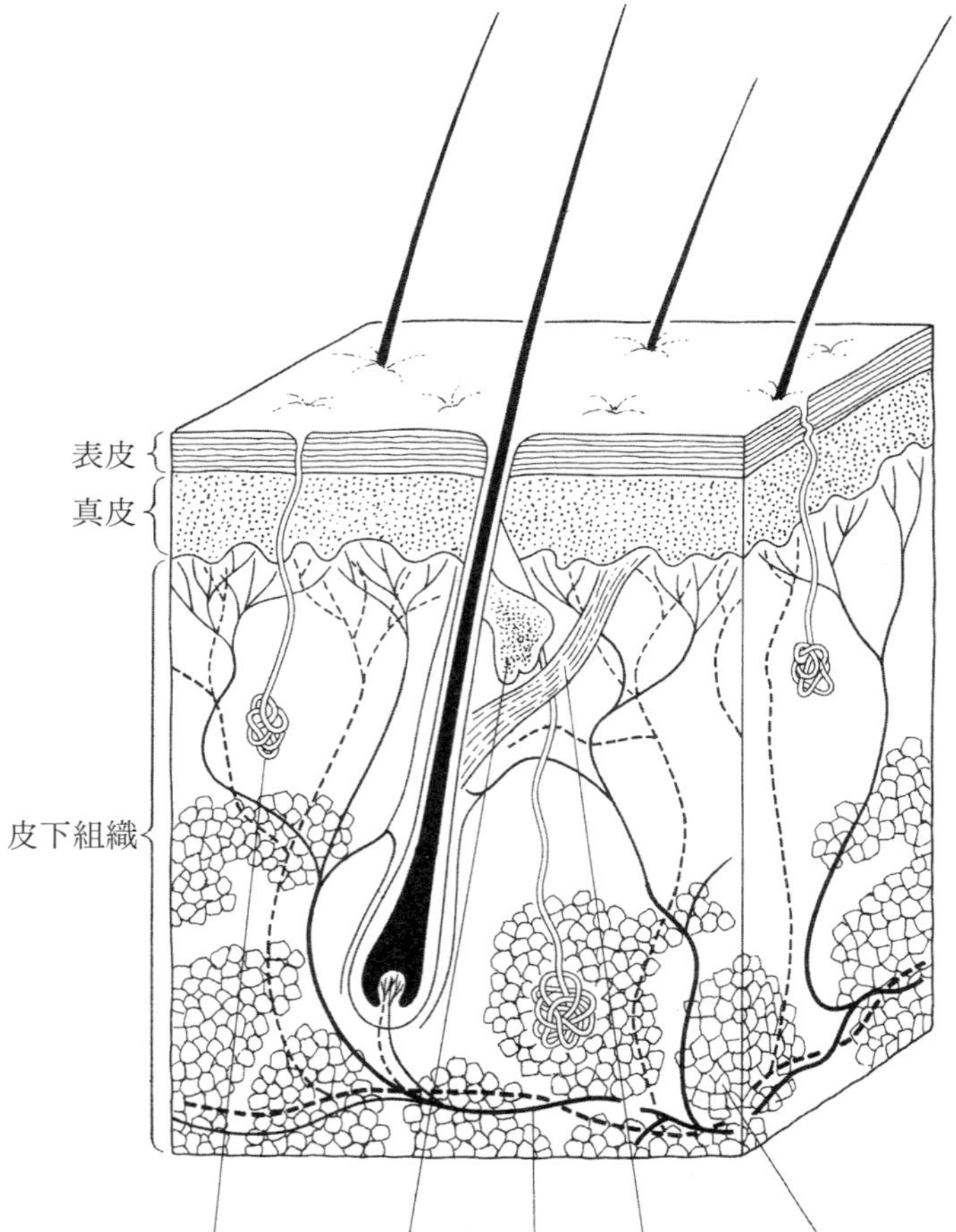

胞」になります。そしてそれは、垢としてはがれ落ちていきます。角質細胞には、もう中身がありません。

表皮細胞がケラチンというかたいタンパク質を分泌するので、角質層はかたくて丈夫な組織になっています。ケラチンだけでできているのは、21ページにも出てきた髪の毛の外皮や爪などです。

毛や爪を焼くと、きなくさいにおいがしますが、これは、ケラチンを作るアミノ酸に、硫黄を含む含硫アミノ酸「システイン」が多いせいです。

ケラチンは、酸に強くアルカリに弱い性質のものです。このことは、汗が酸性であることとうまく対応しています。表皮細胞は、ケラチンを作るところから「ケラチノサイト」と呼ばれています。

表皮の一番下には基底層があって、ここに「基底細胞」があります。これは分裂組織で、基底細胞が分裂してとげのはえた形の「有棘細胞《ゆうきょく》」を作り出します。これは、「顆粒細胞」に変化してさらに角質細胞に変化する、というプロセスをふんで、最後に垢になってはげ落ちていきます。結局、奥の方に有棘細胞が生まれ、それにみあう数の角質細胞がはげて落ちる、という関係があるわけです。つまり、表皮細胞の数はいつも一定だということになります。

表皮は、外界から身体を守る前線です。また、体内の水分が失われるのを防ぐ防壁ともなっています。そのために、角質細胞はかたく、また水を通さないような性質をもたされているのです。

体内の水の出口は「汗腺」です。ここから汗が出るわけですが、汗が酸性であるために、角質細胞は耐酸性を与えられているのです。

表皮に開いた穴は、汗腺のところだけではありません。ほかに毛穴もあるでしょう。110ページの図を見ると、毛穴の途中に「皮脂腺」があるのが分かります。これは、「皮脂」と呼ばれる脂肪を出す腺です。この皮脂と、汗腺から出る汗とがまじりあったエマルジョンが、表皮をうるおしていることになります。

表皮細胞は寿命が短く、たった24日で新しくなります。この細胞の形態や機能が、歳をとるにつれて変わるわけではないのです。ここには老化がないといってもよいと思います。

さて肌の老化、特に顔面の老化でまず問題になるのは、しみでしょう。しみの正体が色素メラニンであることは、もうご存じだと思います。メラニンには、紫外線を吸収する働きがあります。だから、皮膚がメラニンを作るのは、受けた紫外線が奥に入るのを防ぐためなのです。24ページに書いたように、紫外線は身体に害があるので、それをくいとめようとする生体の知恵が、メラニンのカーテンを作るのだと思ってよいのです。

海水浴に行けば、よく晴れた日だと肌がすごく焼けます。初めての人だったら、ひどい炎症が起きて皮膚が赤くなるばかりか、痛くてたまりません。その晩は眠れなかったりします。

ところが、毎日はだかで海に出ている人は平気です。その皮膚はすっかりメラニンのカーテンを張りめぐらしているので、紫外線が奥まで届かないからです。

このメラニンのカーテンは、だんだん薄くなる傾向をもっています。毎日のように強い日光にさらされていれば、新しくメラニンが作られるので、黒い色はさめないことになります。このメラニンのカーテン作用を考えると、色の黒い人の方が紫外線の害を受けにくいことが分かります。白人が一番紫外線に弱いのです。

上空のオゾン層でさえぎられるような波長の短い紫外線、つまりC紫外線が放射線に近いほどの傷害性をもつことを25ページに書きました。それは具体的にいえば、ＤＮＡ分子を攻撃して「突然変異」を起こさせるほどのものです。上空に上がったフロンガスがオゾン層を破壊するので皮膚ガンが増える、という警告がよく聞かれるようになりました。ガンは、ＤＮＡの傷害から起きる病気なのです。

皮膚のＤＮＡに起きた傷害は、皮膚ガンにつながるという問題があるので、できればそれを修復したいと考える人は多いでしょう。よく、化粧品にプラセンタエキス（胎盤エキス）がいれてあります。このエキスにも、テルペン系香料の仲間にも、ＤＮＡ修復作用がありま す。

強い日光に皮膚をさらしたことのあまりない人が、海水浴をやって紫外線を受けすぎると、ひどい炎症が起きてメラニンの一部があとに残ることがあります。これがしみです。これはそばかす状になることもあり、広がってもっと大きなものになることもあります。老人のしみは、リポフスチンによるものが主です。

メラニンの色は、ビタミンCによって薄くなる性質のものです。血中ビタミンC濃度の高い間は、しみやそばかすは色がさめています。

このように、メラニンが日焼けのせいだとすると、肌が渋紙色になったり、しみでよごれたりすることは、決して老化のしるしなどではないことが分かります。

では、しわはどうでしょうか。あっさりいってしまえば、それは皮膚がなめし皮の状態になることです。なめし皮でできた靴が、少し古くなるとしわをきざみ込むでしょう。顔や首にしわができるのも、あれと理屈は同じです。

牛の皮も、生のときはしなやかです。これをタンニンなどの水溶液にひたすと、なめし皮ができます。このとき、皮膚を作っているコラーゲン分子の架橋結合が増えるのです。そのありさまは、115ページに模式図として出しておきました。架橋結合がたくさんになると、コラーゲン分子が折れたとき、くせがついてしまうのです。それがつまりしわということです。

そこで、コラーゲンの架橋結合を増やした犯人は誰かということになりますが、そこにおなじみの活性酸素が登場してきます。皮膚にしわをよらせた元凶は、やはり活性酸素だったのです。

コラーゲンの構造とその架橋結合

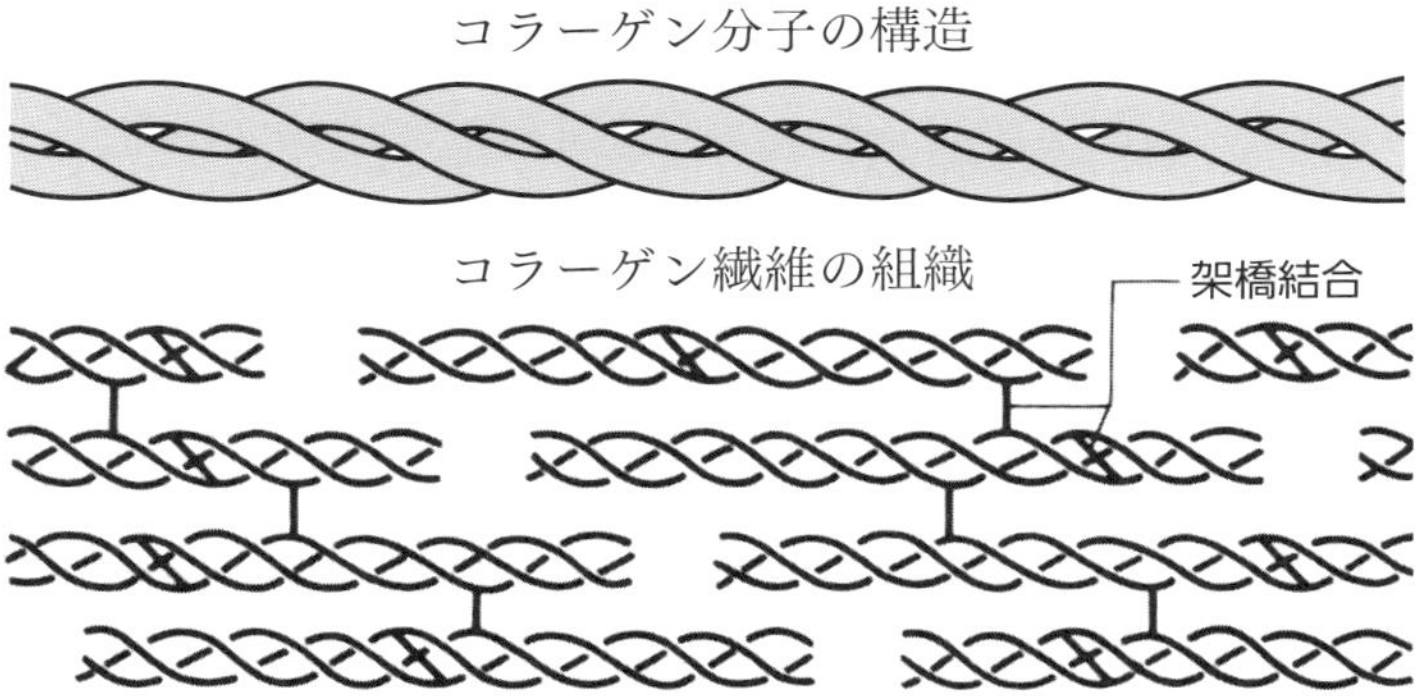

注　コラーゲン分子は、それぞれみんな同じ形をしており、となりあった分子同士が、$\frac{1}{4}$の長さだけずれている。

ここまで分かってくると、戸外で毎日のように強烈な紫外線に当たっている人たちの顔が、日に焼けているばかりでなく、しわをきざんでいるわけが理解できるでしょう。

私が取り上げるまでもなく、深いしわをきざんだ顔は、あかん坊の顔とはかけ離れています。色も違うし、ふくよかさも違います。生活の年輪を重ねたといえばその通りですが、少なくともそれは水分を失った顔です。見てもそうですし、実際もその通りなのです。それはつまり、皮膚を作っているいろいろな材料の中で、水を含むことのできる分子が減っているということにほかなりません。

ここまでたねあかしをすれば、もう察しがついた人もいることでしょう。その水を含む分子は、70ページに出てきたプロテオグリカンなのです。そして皮膚の場合、それはヒアルロン酸をもつプロテオグリカン集合体の形になっています。

ただし、皮膚のプロテオグリカン集合体は、軟骨のそれと違ってケラタン硫酸をもっていません。コアタンパクについている枝は、コンドロイチン硫酸だけなのです。ケラタン硫酸のつくべきところが空席になっているとすると、一つのプロテオグリカン集合体の含む水の量は、軟骨と比べて少ないことになりそうです。しかし、そんなことは簡単にはいえません。ヒアルロン酸の長さも、コアタンパクの長さも、決まっているわけではないからです。

それはそれとして、皮膚のプロテオグリカン集合体の数が、加齢とともに減るのはなぜかという問題が出てきます。戸外で働く人でなくても、歳をとれば誰でも顔のみずみずしさがどこかへ行ってしまうのですから。

このプロテオグリカン集合体の敵も、やっぱり活性酸素でした。これが、ヒアルロン酸分子をこわしてしまうのです。プロテオグリカン集合体のイメージをなくした人は、70ページの図をもう一度ご覧ください。

ところで、私の周りには、高タンパク食・高ビタミン食を摂っている人がずいぶんいます。その人たちの顔を見ると、歳のわりに若い感じがします。それは、タンパク質やビタミンAが足りていること、また活性酸素のスカベンジャーにこと欠かないことの証拠のように、私には思えるのです。ひいきもいくぶんはあるでしょうが。

もっとも、これにはもう一つのポイントを付け加える必要があります。それは、この人たちの中には、コラーゲンの架橋結合を減らす措置をとっている人が多いということです。

コラーゲンの分子は、繊維が3本三つ編になった構造をもっています。そのために、両端では3本の繊維がまとまらずにばらばらになっています。この部分は、ほかの部分と違うアミノ酸をもっていたりして、特別なおまけのようです。それで、「テロペプチド」という名前までついています。

アメリカのコーネル大学では、このテロペプチドを切り落としたコラーゲンを、一方の手の甲に塗ってみました。もちろん、1回だけでなく毎日これをやったのです。すると、何ヵ月かののちに、しわがほとんどなくなりました。これは、それを塗らなかった方の手と比べて、はっきりとその成果が分かるほどです。おおげさにいえば、塗った方は別人の手のようになったのです。

このテロペプチドを切り落とした残りのコラーゲンには、「アテロコラーゲン」という名前がついています。アテロコラーゲンの「ア」は、否定の意味の接頭語です。

しわの実体がコラーゲンの架橋結合だとすると、架橋結合をたくさんつけたコラーゲンを新しいコラーゲンと取り換えれば、しわはなくなるはずです。どうやら、アテロコラーゲンは、古くなってしわのもとになったコラーゲンをこわして、新しい後がまを作っている感じです。

最後に、この章で出てきた問題の一つについて解答を出しておくことにします。それは、軟骨のプロテオグリカン集合体についていたケラタン硫酸が、なぜ皮膚のプロテオグリカン集合体にはないか、という問題です。

むろん、私がその理由を知っているわけはありません。ただ、そのようになったプロセスの説明はできるのです。

1人の人間のもっている数十兆の細胞は、原則としてまったく同一の遺伝子をかかえています。ということは、軟骨の細胞も皮膚の細胞も、遺伝子分子の構造にまったく違いがないということです。つまり、軟骨細胞のDNAにも皮膚細胞のDNAにも、ケラタン硫酸の設計図があるのです。軟骨細胞はそれを使ったけれど、皮膚細胞はそれをつかっていないのです。生体の合目的性を思えば、そこにはちゃんとした根拠があるのでしょうが、私にはそれが分かりかねます。

こんな具合に、ＤＮＡの設計図は、個々の細胞によって選択的に使われるものです。そして、使わない部分は「抑制遺伝子」によっておさえこまれているわけです。ケラタン硫酸の設計図が軟骨では使われ、皮膚ではおさえこまれているのです。

こんなことを考えると、身体の不思議はとどまるところを知りません。それは、まさに興味津々の小宇宙といえましょう。ＮＨＫテレビで人体を扱ったときにつけたタイトルのように、それはまさに「驚異の小宇宙」なのです。

10　脳の老化

「どうもこのごろもの覚えが悪くて」

　こんな言葉が中高年の人の口をついて出ることは、めずらしい話ではありません。記憶力の低下は、脳の老化のしるしのように扱われがちですが、それは正しい見方なのでしょうか。

「このごろもの覚えが悪くて」という場合、食事をしたことを忘れるほどの記憶力の低下を指してはいません。それはつまり、記憶喪失ではないということですから、もし異常があったとしても重大なものとはいえません。

　昔から、記憶力の悪いことを自覚していた人はいくらでもいます。発電機の原理を発見して、今日の電気万能ともいえる時代を開いた物理学者ファラデーは、自分がもの忘れのひどいことを心得ていて、大事なことは残らずメモ用紙に書いておき、たえずその紙をチョッキのポケットから引っぱり出して眺める習慣をもっていたといいます。ファラデーは、自分の記憶力が悪いことを学校の先生に言われて知ったわけではありません。というのは、ファラデーという人は貧乏で、学校へ行ったことがなかったからです。

　大発明家エジソンも、もの忘れの名人でした。自分の結婚式のとき、披露宴を忘れて実験室へすっとんで行ってしまったそうです。

このような具体例を挙げてみると、もの覚えの悪いことなど、気にする必要はないと言いたくなるでしょう。

もの覚えが悪いとこぼす人も、上役にしかられたりすると、まずそれを忘れることはないでしょう。しかし、その上役の言葉をそっくりそのまま記憶できるとは限りません。この事実は、感覚の記憶と言語の記憶との間に、何らかの違いがあることを意味しているのです。

ご存じの方も多いと思いますが、記憶のメカニズムについて、専門家たちはほとんど何もつかんでいません。諸説紛々といったところです。

記憶についての動物実験は、ネズミなどでよく行われています。迷路実験や電気刺激を与える実験など、いろいろです。その結果にはおもしろいものがいくつもありますが、私たち人間にとって重要な意味のある、言語による情報の記憶について、動物実験はほとんど手がかりを与えてくれません。私は、人間の記憶のなぞを動物実験で説こうとするのは、まったく無理な話だと思っています。

ＤＮＡ分子は、すべての細胞の核にあるわけですから、当然、脳の神経細胞ニューロンにもあります。原則として、ＤＮＡ分子はアミノ酸の配列を暗号化して記録したもので、ニューロンの場合も例外ではありません。ただし、脳のニューロンのＤＮＡには、言語を暗号化して記憶する働きもある、と私は考えます。これがつまり、私の仮説です。これは、言語で表現された情報が、脳細胞のＤＮＡに暗号化されているということです。

暗号化の詳しいことははぶきますが、それはコンピューターの記憶の方法と同じ二進法をとります。二進法では、0と1との数列で何でも表すことができますが、DNAには、プリンとピリミジンという二種類の塩基があるので、一方を0、もう一方を1とします。

この方法でいくと、長いDNA分子がプリンとピリミジンの繰り返しになるので、例えば1101001011といった数列になるでしょう。そして、この数列で言葉が表されると考えるのです。

ここに挙げた例だと、桁数は10になっています。この場合のそれぞれの桁をビットといいますが、私の仮説でいくと、あとで覚える言葉はビット数が多くなる傾向が出てきます。あっさりいってしまえば、ビット数の多い暗号を作るのはやっかいです。

歳をとるにつれて、私たちが蓄える情報の量は多くなるでしょう。そこにまた新しい情報を加えるのはおっくうなことです。それに、ビット数が多いから、大変な努力をしなければなりません。できればそんなことはごめんこうむりたい、と言いたいでしょう。それはつまり、記憶をあきらめることを意味します。私は、歳をとってもの覚えが悪くなった感じがするのは、実は覚えるのがおっくうになったことではないか、と考えるのです。

もし、この見かけ上の記憶力の低下を老化の一つの形態とするならば、ここでの老化圧も怠慢ということになるでしょう。

このDNA延長説の提唱者は私ですが、私自身がこれの対策を用意していなければ、すじが通らないことになります。ここでの私の方法は、よけいなことを覚えないこと、それ一つです。私の場合、よけいなこととは寿命の短い情報といったらよいかもしれません。100年経ってもくさらない情報だけを覚える、というのが私の基本的な態度です。むろん、それを厳密に実行しているとはいえません。しかし、それを理想としています。そのことによって、ビット数がむやみに増えるのをおさえられれば新しい情報の記憶が楽になる、というのが私の論理なのです。

私の仮説に間違いがないのなら、テレビにかじりつくのはまずいことになります。テレビは情報の押し売りをするからです。もっとも、健康について考えたり、社会について考えたりするのはむだだという立場の人は、もの忘れがひどくたってなんということもないのですから、テレビの流す情報におしみなくビットを使ったらよいでしょう。

ところで、ここまでに書いたことは、痴呆の話とは違います。そして、脳の老化の話とも違うのです。正真正銘の脳の老化は、やはり痴呆だと思います。

痴呆ともなれば、記憶力の低下は明らかです。記憶力は、食事をしたことを覚えていない程度にまで低下するのです。このことは、記憶力の低下がひどくなれば、言語情報の記憶だけではなく、感覚情報の記憶もむずかしくなることを示しています。

どうしてこんなことになるのか、私はその原因を正確に知っているわけではありません。そのことを知る手がかりをつかむために、一応、脳のメカニズムのスケッチをしたいと思います。

前にふれたように、脳にはニューロンと呼ばれる神経細胞がいっぱいあって、それが大都市の電話回線のようにつながって、ネットワークを作っています。電話線では通話のときに電流が流れますが、ニューロンのネットワークでも同じことです。

電話線の場合、接続部はすべて導体になっています。だから、接続部にも電流が流れます。ところがニューロンの場合、接続部は裂け目になっているので、電流は通れません。その代わり、そこを「神経伝達物質」と呼ばれるものの分子が、さっと飛びこえて信号を伝達するのです。つまり、電気信号は、ニューロンの中を流れて接続部にくると、伝達物質に姿を変えて裂け目をわたり、次のニューロンに改めて電気信号を伝える、という仕組みです。次のニューロンには伝達物質の「レセプター」(受容体)があって、信号を受け取るのです。

レセプターにつかまった伝達物質は、それ自体がニューロンを伝わるのではなく、電気の信号を発生し、それが電気エネルギーとなってニューロンの中を伝わるのです。

神経伝達物質はいくつもあります。一番有名なのは「アセチルコリン」で、その名前はテレビにも何回か登場したようです。私はほとんどテレビを見ないので、これは友人から聞いたことです。アセチルコリンは、運動神経の伝達物質として、また知覚神経の伝達物質として、そして副交感神経の伝達物質として知られているものですが、おそらく思考過程にも役割をもっていることでしょう。

痴呆の脳では、アセチルコリンの量が減っているそうです。そこで、アリセプト（アセチルコリン分解酵素阻害薬）や当帰芍薬《しゃくやく》などのアセチルコリンの量を増やすといわれる薬が、脚光をあびています。しかし、私の経験では、それらの薬はプラスよりマイナスの方が大きいようで、イチョウ葉エキスの血管拡張作用に期待するのが無難なようです。

ここで、神経伝達物質の名前をもう少し挙げておきます。ノルアドレナリン・ドーパミン・ビタミンB_1・ギャバなどです。自律神経は、交感神経と副交感神経とで構成されていますが、ノルアドレナリンは、この交感神経の伝達物質なのです。

ギャバは、ガンマアミノ酪酸の略号ですが、抑制性伝達物質として大切なものです。ここに挙げたギャバ以外の伝達物質は、すべて興奮性で、ニューロンを興奮させる性質をもっています。ところが、ギャバは、その興奮をおさえる性質をもっているのです。

精神活動の一つに、「集中」と呼ばれるものがあります。これを行うには、必要なニューロンを興奮させ、登場する必要のないニューロンをおさえ込むことが要求されます。そういうとき、ギャバが大切な働きをするわけです。

神経伝達物質は、ニューロンにとってなくてはならないものです。それがなければ、ニューロンの存在が無意味になるからです。その伝達物質の多くは、ニューロン内部で作られますが、ビタミンのように血液から供給されるものもあります。結局、ニューロンは、伝達物質またはその原料を、そしてエネルギー源を、栄養物質として要求しているのです。

ニューロンが必要としている栄養物質は、次のようなものです。

ブドウ糖・アミノ酸・乳酸・核酸（DNA・RNA）・ビタミンB_1・ビタミンB_6・ビタミンC・葉酸・レシチン

ここに挙げたものが一つでも不足すれば、脳の働きに大きな影響を与えることになるでしょう。ここに挙げたアミノ酸は、どれもタンパク質に含まれるものばかりですから、脳は高タンパク食を要求していることになります。

ここで乳酸が出てきましたので、それについて一言したいと思います。筋肉の老化の項の95ページで瞬発力を担う白筋が、嫌気的にエネルギーを作るために乳酸を発生する話をしました。骨格筋が使われる場面は多いのですから、乳酸の発生の激しいときはいくらでもあるはずです。その乳酸が血液に運ばれて脳へ行けば、エネルギー源として利用されます。同じことは、心臓でも起きるのです。

先ほど、ギャバという伝達物質を紹介しましたが、これは、アミノ酸の一つのグルタミン酸にビタミンB_6が作用して作られるものです。だから、ビタミンB_6が不足すると、とても大変なわけです。ところが、このビタミンを人並み以上に多く摂らないとギャバができない体質があります。それは、「ビタミンB_6依存症」として有名です。

実は、痴呆の原因として、ギャバの不足が考えられています。そこで、ギャバを薬の形にしたものが発売されたことがあります。ところが、やがてニューロンは外部から与えられたギャバを受けつけないことが分かりました。「血液脳関門」というものが、ギャバをしめだしてしまうのです。

さらにその後の研究で、ギャバにパントテン酸を結合させたものが血液脳関門を通り抜けられることが分かって、そういう薬が痴呆の対策として発売されることになりました。ところが、これにもどうも問題があるようです。

脳のニューロンが伝達物質を作るためには、それぞれに応じた材料と酵素とが必要です。そして、その酵素タンパクを作るためには、アミノ酸とともにエネルギーが必要です。脳のエネルギー源はブドウ糖といわれますが、乳酸もそこに加わっています。

一方、酵素の設計図はDNAですが、これはニューロンの核内におさまっています。伝達物質を作るのに、この核内のDNAを作り替えるわけではありませんから、外部からのDNAの補給はいらないわけでしょう。

ところが、さっき挙げたように、脳のニューロンが要求する栄養素の中にDNAがありました。これは、DNAそのものというより、DNAの長い分子の構成単位であるDNA素子（ヌクレオチド）というのが正確です。脳のニューロンは、DNA素子を要求しているのです。

この事実は、私からすればきわめて重要です。というのは、記憶のDNA延長説では、延長のためにDNA素子を付け加える必要が出てくるからです。だから、この事実は、私の仮説を支持するものといってよいことになります。

細胞が分裂するならば、そのときＤＮＡを複製しなければなりません。ところが、脳のニューロンは分裂完了細胞ですから、ＤＮＡの複製はなく、そのためのＤＮＡ素子の補給はいらないのです。

それはそれとして、脳の老化は、私のような老人にとっては最大の問題といえます。だから、脳生理学者がやっきになってこれを研究することになります。

遺体を使って脳の検査をするとすれば、一番簡単な検査は脳の重さを測ることでしょう。歳をとれば、ほとんどすべての臓器の重量が減っていきます。この点を調べてみると、脳の重量の減少は、肝臓・脾臓・腎臓などと比べて小さいのです。そこから、神経系の老化速度は遅いのではないか、という考えが出てきます。

実際、30歳の人と比べて80歳の人では、心臓・肺・腎臓などの機能は半分ぐらいまで落ちていますが、神経伝達速度でみる限り、神経系の機能低下は16パーセント程度でしかないのです。

しかし、90歳になると、大脳皮質や小脳の一部のニューロンの数は半分になるといいます。私は今年で90歳になりますが、原稿書きやスキーができるところからすると、大脳皮質や小脳のニューロンの数はまだ半分以上残っているのではないかと思います。

ニューロンの数の減少が著しいのは、黒質と青斑核《せいはんかく》だといわれます。黒質については47

ページにも書きましたが、これは筋肉の緊張に関わるニューロンが集まったところです。このニューロンの数が減ると、手がふるえ、速く歩くことができなくなります。パーキンソン病は、これがひどくなったものです。

最近、たばこがパーキンソン病の特効薬であることが発見されました。黒質のニューロンの伝達物質はドーパミンですから、ニコチンがこれの代役をつとめると考えてよいようです。たばこで頭がすっきりすることを思うと、ニコチンはアセチルコリンの代役もつとめるという見方ができます。いずれもレセプターの問題のはずです。

青斑核は、脳の循環の調節や睡眠の調節をするところです。青斑核をこわすとレム睡眠がなくなる、という実験報告があります。夢はレム睡眠中にみるものですから、歳をとって夢を見なくなるのは、青斑核のニューロン数が減ったためだとして説明することができるようです。

レム睡眠とは、目玉がせわしく動く睡眠のことで、正常な睡眠は、これとノンレム睡眠との繰り返しの形をとります。ノンレム睡眠は、目玉の動かない睡眠のことで、両者のペアは、正常な睡眠では1時間半ほどの周期で繰り返されます。歳をとると、夢を見なくなるばかりでなく、睡眠のタイプが狂うといわれます。これも、青斑核のニューロン数の減少によるものだとして説明することができるでしょう。

とにかく、歳をとって脳の重量が減るのは、脳機能の実質的な担い手であるニューロンがしなびたり死んだりした結果にほかなりません。痴呆の脳では、萎縮して空洞ができていたりもします。

ただし、アルツハイマー型痴呆の場合、ニューロンは膨らんでいます。ニューロンが膨らんでいるのは、糸くずのような繊維がたまっていることを1906年にドイツのアルツハイマーが発見しました。この繊維は、軸索や樹状突起を延ばす胎児期のニューロンにあって、そのあと消えうせる性質のものです。アルツハイマー型痴呆では、それがまた現れるのです。そのために、樹状突起がやたらに伸びてジャングルのようになり、結局ニューロンは死んでしまいます。

ここでアルツハイマーというのは、脳が萎縮する病気ですが、これには、遺伝的素因によるものもあり、梗塞・外傷・腫瘍・鉛中毒によるものもあります。遺伝的素因によるものはアルツハイマー病といい、そうでないものをアルツハイマー型痴呆といいます。

また、アルツハイマー型痴呆では、ネットワークを作りもしない樹状突起がむやみやたらに増えますが、これは「ソマトスタチン」[*1]というホルモンによって抑制されます。老人に適当な刺激を与えると、ソマトスタチンの量が増えて、症状を改善するといわれます。

ところで、正常な脳では、ニューロンの数が減っても131ページの図のように残ったニューロンの一つひとつがもつ樹状突起の数が増えて機能の低下を防ぐ、という現象もみられます。これは、記憶に関わるとされる「海馬」できわだっているそうです。ただし、この現象はぼけた脳にはみられないといわれます。

樹状突起を増やすためには、頭を使わなければなりません。それは、新しい情報を受け入れるということでもあり、論理的にものを考えるということでもあります。これは、足の筋肉の衰えを防ぐためにジョギングをするのと似ています。使わないものを切り捨てるのが、節約の法則だということを忘れないようにしましょう。

脳の老化というか、機能低下というか、どちらでもかまいませんが、それをまぬがれるた

ニューロンの脱落と樹状突起の増加

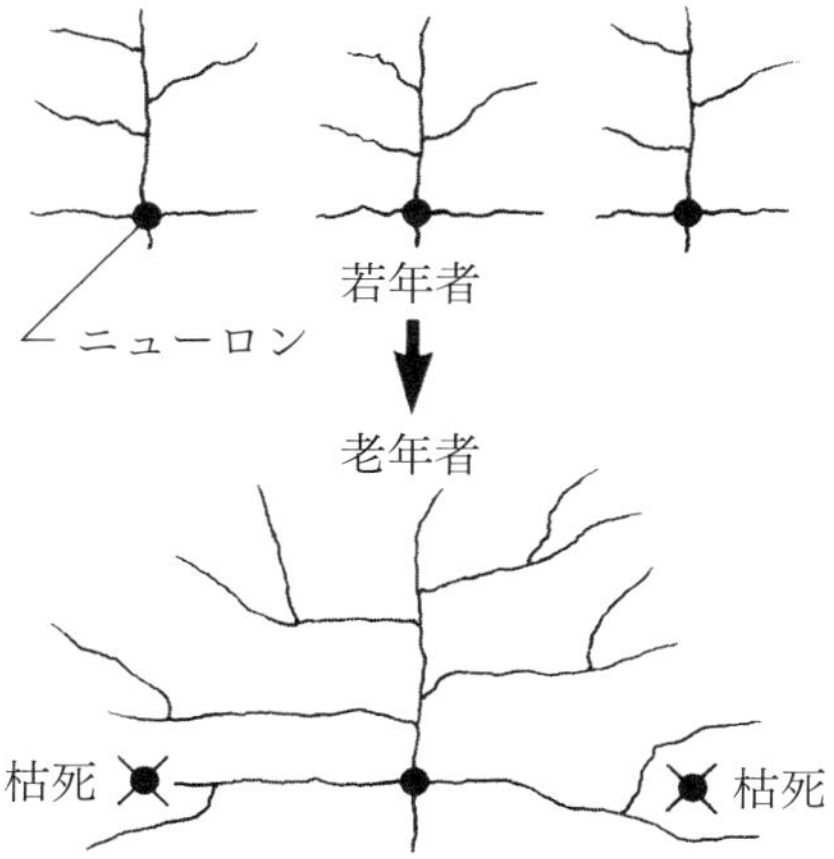

めには、栄養条件を整えるのが先決問題になります。それがつまりこの本のテーマですが、そこに一つの条件を追加しておきます。それは、有害物質を摂らないようにするということです。

有害物質としては、まずシンナーがあります。これは工業用薬品ですから、日常的に汚染されるおそれのあるものです。これは、ニューロンにたやすく入り込むので困ります。

アルミニウムも、ニューロンにいたずらをします。それは、微小管ともいわれる神経細管にくびれを作るのです。もっとも、肝臓や腎臓の機能がちゃんとしていれば、アルミニウムは排出されてしまうので、若いうちはアルミニウムの心配はないそうです。やはりこれも、中高年者の問題です。

アルミニウムは、胃腸薬に使われます。また、胃腸を痛めないために、解熱剤などに加えられもします。このたぐいのものを警戒することが、脳の機能を保つ上での注意すべき点ということになりましょう。

なお、私が尊敬している本永英治医師の動物実験によれば、有機鉛はニューロンに侵入して空胞を作ります。空胞は、神経細管を圧迫してその輸送力を低下させると考えられます。

*1　ソマトスタチン　成長ホルモンや消化管ホルモンなどの分泌を抑制するホルモン。

11　目の老化

目の老化を取り上げるとなれば、誰しもまず思うのは老眼でしょう。

正常な若い人の目の「水晶体」は、弾力をもっていて、必要に応じて焦点距離をかげんしてくれます。いわゆるオートフォーカスになっているのです。水晶体は、タンパク質を主成分とするレンズで、「水晶体嚢」と呼ばれるカプセルにおさめられています。そして、そのカプセルのへりを取り巻いて、リング状の「毛様体」があります。この筋肉が収縮すると、水晶体の直径が短くなって、レンズが厚ぼったくなります。それで、焦点距離が短くなるのです。近いところを見るときには、毛様体筋を収縮させて焦点距離を短くするわけです。

焦点距離が最小になれば、一番近いところにピントがあいます。この点を「近点」といいます。この近点は、加齢とともに遠のく性質をもっています。これは、水晶体が弾力をなくして、毛様体筋ががんばっても厚ぼったくならなくなったせいです。

あまり苦労をしなくても細かい図形などがはっきり見える距離を、「明視距離」といいますが、若い人の正常な目では、これが25センチメートルということになっています。そして、近点が明視距離より遠くなった目が、ここで問題にする老眼なのです。

また、歳をとってそうなったのではなく、生まれつきのそのような目もあります。これが遠視です。

老眼は、めがねをかければ大して困るものではありませんから、治療を考える人はほとんどいないでしょう。しかし、少なくとも初期のうちは、栄養条件の改善でよくなるのが普通です。それには、高タンパク食を摂ればよいのです。

毛様体筋は、タンパク質でできています。これが代謝回転をしているわけですから、タンパク質の補給を十分にすれば、本来の機能が回復する、と考えればよいでしょう。

老眼の対策にもなり、近眼の対策にもなる方法として、私は「目玉の体操」というものを発明しました。これは、目のアイソメトリックスです。もう10年以上も昔の話ですが、これがテレビで取り上げられ、江利チエミさんという歌手にこれを実演してもらったことがあります。

私は、この目玉の体操を、近所の魚屋さんの青年に教えたことがあります。そうすると、彼の強度の近視がめきめきよくなりました。その話がどこをどう伝わったのか知りませんが、「日刊スポーツ」という新聞が取材にきました。その記事は、ほとんど一面を取るほど大々的なものでした。テレビ局は、それを見たのでしょう。

目玉の体操のやり方は、こうです。

まず、ぬれタオルで目玉をおさえます。そして、六秒間、目玉を力いっぱい上に向けようとします。しかし、タオルでおさえているから、目玉は実際には動きません。動かないよう

眼球の構造と目を動かす眼筋

眼　　球

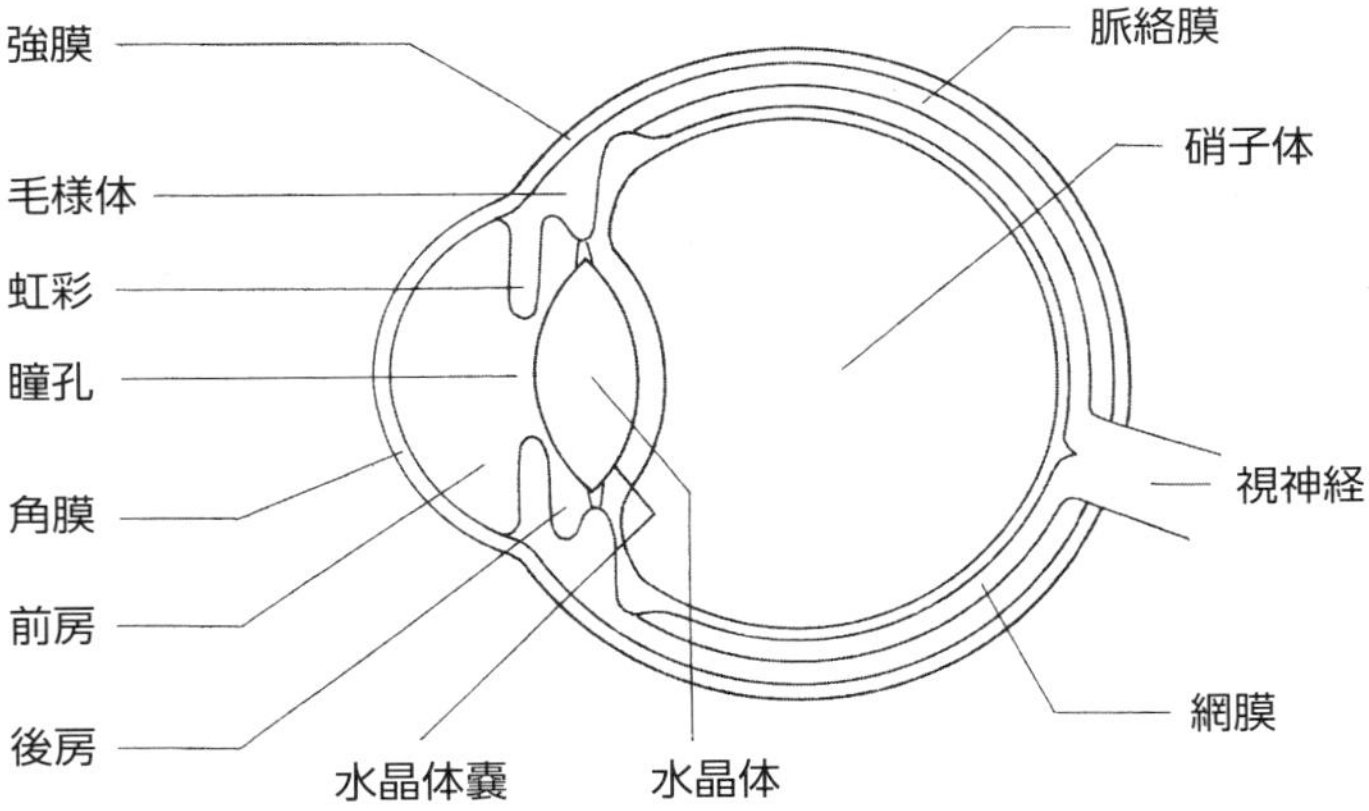

眼　　筋

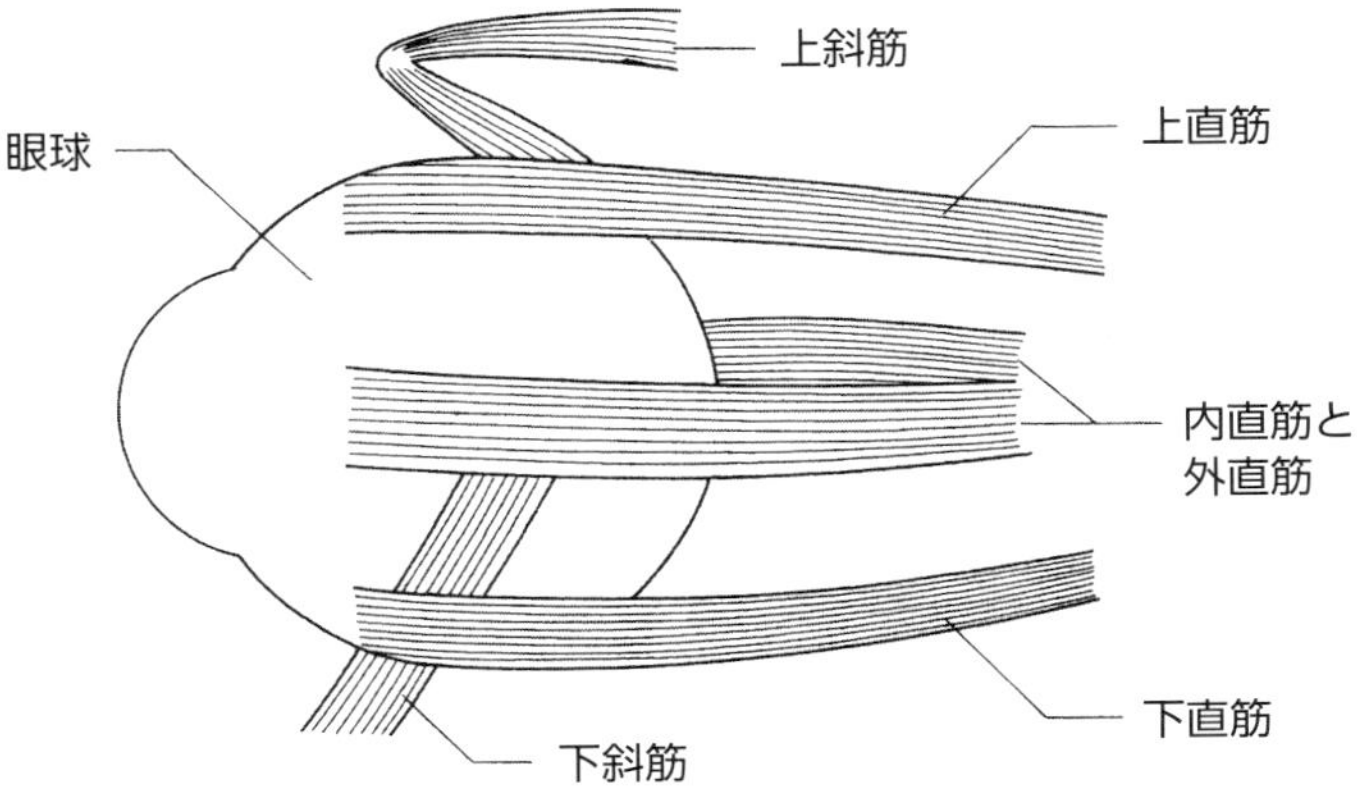

におさえるのですから、コツがいりますが、これはご自分で身につけなければなりません。

これを3回ほど繰り返したら、今度はタオルでおさえた目玉を下に向けようとします。それも力いっぱいです。そして6秒間です。これも3回ほど繰り返します。休みは、1秒で結構です。

これと同じ要領で、「右向け」と「左向け」とを3回ずつ行います。すんだら、目玉をぐるぐる回します。これで、目玉の体操はおしまいです。

この方法で、近眼や老眼がよくなった人はいくらもいるようです。千葉県のある小学校から、何人かの仮性近視を治したという報告がありました。

目玉、つまり眼球は、6本の眼筋の働きであやつり人形のように動きます。そして、その眼筋の中を通る血管から酸素や栄養物質の供給を受けます。眼筋のアイソメトリックスをやると、その筋肉が太くなり、同時に血管も太くなります。それで、酸素や栄養物質の量が増えるだろう、と私は考えたのです。

最後に目玉をぐるぐる回すのは、眼筋を伸縮させて、血行を盛んにするためです。チエミさんのデモンストレーションは、目玉が大きいのでとても印象的でした。この番組にはヨガの先生も出演しましたが、その先生は、ヨガにも目玉をぐるぐる回す体操がある、と教えてくれました。

さて、老人性の眼病としてありふれているのは、何といっても「白内障」です。これは、水晶体が周辺部から濁ってくる病気で、この変化は45歳ごろに始まるそうです。その濁りが瞳にかかると、外から白く見えるようになります。

むろん、ここまで症状が進行すれば、視力は低下します。そして、さらにひどくなれば、手術ということになります。

白内障という病気は、水晶体が不透明になる病気といってよいのです。水晶体のタンパク質は「クリスタリン」と呼ばれますが、この分子と分子との間に、コラーゲンで見たような架橋結合がかかると、かたまりができます。これが光の透過を妨げるのです。

クリスタリンの架橋は、97ページで述べたＡＧＥによると考えられます。糖尿病性の白内障も老人性の白内障も、これで説明がつきます。

十数年前まで、白内障の手術といえば、それは水晶体の摘出でした。そして手術後、厚い凸レンズのめがねをかけなければなりませんでした。しかし、現在はプラスチックの人工眼内レンズが主流になっています。

人工眼内レンズには、「前房レンズ」と「後房レンズ」の2種類があります。前房レンズは「瞳孔」の前方に入れるもので、人工眼内レンズについた2本の脚を瞳孔に引っかけて固定させます。後房レンズは水晶体のカプセルに入れて、２本の脚でカプセルをつっぱるようにして固定します。

どちらの場合も、水晶体を作っている不透明なタンパク質を取り除かなければなりません。

これは、超音波を当ててそのタンパク質を溶かして吸い出してしまいます。そして、代わりにリンゲルをつぎ込むのです。

この手術では、人工眼内レンズの焦点距離を計算して、正しい値のものを使わなければなりません。私は、両眼ともにこの人工眼内レンズの手術を受けています。担当医は、明視距離を50センチメートルにするのがベストだからそうしましょう、と言いました。ところが、手術の結果、その明視距離が右眼では10センチメートル、左眼では無限大になってしまいました。これは、極度の近視と遠視との組み合わせということでしょう。めがね屋は、そんなめがねは作れないといったものです。

人工眼内レンズの場合、水晶体のカプセルはそのまま残っています。そのカプセルに沈着物があると、別の形の白内障が起きます。これを「後発白内障」といいます。これは、カプセルを切開してカーテンを開くようにする手術で治すことができます。

私の場合、後発白内障が起きていますが、まだカプセルの切開はしていません。人工眼内レンズにする方法は理想的なものといえますが、ここに記したようないくつかの問題点をもっているのです。

ところで、白内障になるのは、ビタミンCの欠乏からだという話があります。白内障の原因が、水晶体の実質が酸化することにあるところからすれば、元凶はやはり活性酸素ということになります。そこで、ビタミンCの活性酸素除去作用に思いあたるのです。

ところが、ここに発生する活性酸素は、ビタミンCだけではかたづかないのです。そのため、水晶体にはビタミンC以外のスカベンジャーもあるに違いない、と私は考えます。ここで、水晶体が、卵巣などとともにビタミンCを特に高濃度に含む器官として知られていることを、思い起こすことが必要だといえるでしょう。

ビタミンC以外のスカベンジャーとして身体がもっているものとしては、グルタチオンと尿酸とがあります。水晶体には、少なくともグルタチオンはあるでしょう。そうでないと、活性酸素を根こそぎ始末することができないからです。

グルタチオンの血中濃度は、歳をとるにつれて低下するという事実があります。そのことが、白内障の発症と年齢との関係を説く鍵になるのではないでしょうか。白内障の始まりが40歳代のなかばごろとされていることと、この考え方とはむすびつけられると思うのです。

白内障の発症が活性酸素で説明されるとすれば、オールマイティーのスカベンジャーの常用が、これの予防に役立つと考えられることになります。私の場合は、あとのまつりですけれど。

普通の白内障は、原則として慢性の眼病です。眼病として老人に縁のあるものに、もう一つ「緑内障」があります。これには急性のものも慢性のものもあって、高齢者だけのものとはいえません。強烈なストレスにみまわれると、若い人でもやられることがあります。

緑内障は、眼圧が高くなるために頭痛や眼痛を伴うことがあります。135ページの眼球の図を見ると、水晶体と角膜とにはさまれた凸レンズ状の空間がありますが、ここを「前房」といいます。そしてそこには、「房水」と呼ばれる液体が満ちています。この房水の圧力が狂って高くなると、眼圧が上がって緑内障になるのです。

眼圧の正常値は、水銀柱20ミリメートル以下です。これより高くなると、眼底の血管や神経が圧迫されます。そのために、神経が死ぬことになり、そして「視野欠損」が起きることになるのです。

房水は、毛様体で作られます。それが前房へ出てきて、前房のへりのところにあるパイプから静脈へ送り込まれるようになっています。そのパイプの通りが悪いと、房水が前房にたまるために、その圧力が高くなるのです。

現代医学の方法では、房水の製造をおさえる薬や利尿剤などを使いますが、それで完全に治るとは思えません。そこで手術ということになります。その手術では、流出路を広げたり、虹彩に穴を開けたりするようです。この手術が開発されるまで、緑内障は不治の眼病でした。現に、私の父は緑内障で失明しているのです。

私は、緑内障の原因とされている房水の灌流の悪さは、房水の粘度の上昇からくるのではないかという仮説をもっています。粘度が高ければ、パイプが狭くならなくても流出が悪くなって、眼圧が上がると考えるのです。

私はまた、房水の粘度が高くなるのは、その中に過酸化脂質が存在するためだと考えます。

そうすれば、ストレスが緑内障の引き金になることがよく分かるのです。

ストレスがあると活性酸素が出てくることは、常識として覚えておいていただきますが、このレベルが低ければ活性酸素は除去されることでしょう。しかし、ストレスレベルが高すぎると、活性酸素を始末しきれなくなって、生き残った活性酸素が過酸化脂質を作るはずです。それが血中に現れて目に行くことがあっても、不思議はないでしょう。

そういうわけで、私の緑内障対策は、活性酸素対策ということになります。あっさりいってしまえば、抗酸化物質の投与ということになります。

私の指示で緑内障が治った話は、ある中学校の先生の体験談として、『分子栄養学の理論と実際』（「三石巌全業績」第5巻）に、ことこまかに報告されています。同病の方には、必読のものではないかと思います。

その先生は、両眼とも再三にわたって手術を受けています。緑内障の手術は、半年ぐらいは有効でも、自然に元に戻ってしまうので、手術を繰り返す例が多いのです。

これは、活性酸素のことが知られるより昔の話なのです。このような難病が食べものだけで治せるというのが、分子栄養学のみそだといっておきましょう。

このケースで私が特に指示したものは、高タンパク食とビタミンC・Eが中心でした。そのころはまだ、オールマイティーのスカベンジャーを手にしていませんでした。

いずれにせよ、私の頭の中では、白内障も緑内障も原因物質は共通だということになっています。したがって、予防法も共通です。これらの眼病を老人病とみるならば、老化圧は、あいかわらず活性酸素であり、無知であるということになるでしょう。

その後、分子遺伝学の進歩で、緑内障や白内障の原因遺伝子が発見されていますが、その発症を抑制する手段として、ここに述べた方法が試みられてよいと思います。

12　耳の老化

歳をとれば耳が遠くなるもの、と決まっているようです。私の耳も例外ではなく、人並みに遠くなりつつあります。まだ補聴器を使うほどまでひどくはありませんが、小声で不明瞭な発音をされたら、まったくアウトです。耳が遠くなると、会話に入れなくなるために孤独になる、という話がありますが、それは確かにそのようです。

歳をとれば誰でも耳が遠くなるとはいえ、その難聴のレベルは大変違います。

聴覚というものは、耳から聴覚中枢へと聴覚神経で伝わります。その神経繊維はニューロンの軸索の束の形になっていますが、その神経ケーブルの断面を見ると、音波の周波数の小さいもの、つまり低音を伝える軸索が中心部にあって、周波数の大きいもの、つまり高音を伝える軸索が周辺部にあります。ケーブルの中心から周辺に向かって、だんだん周波数の大きいものを伝えるように、軸索が分布しているということです。

ところで、私たちの会話の音声には、母音と子音とがあります。「アカサタナ」とあれば、「ア」は母音だけでできており、あとは子音と母音を組み合わせたものです。そして、すべての子音は、高周波の音波で母音を修飾しています。その修飾音波の波形の違いが、「カ」と「サ」の違い、「サ」と「タ」の違いなどを作り出すのです。

自己診断をすれば、私は軽度の難聴ですが、その実体は、例えば「カ」と「サ」との違いが明瞭でない、というような点にあります。それはつまり、高周波の音に対して感度が悪い、ということにほかなりません。

この問題を聴覚ケーブルの構造にむすびつけると、高周波の感度がにぶったということは、ケーブルの周辺部がやられたのだ、としなければならなくなります。つまり、ケーブルの表面の軸索の一部が死んだということです。はっきりいえば、私の聴覚ケーブルが、表面から侵されたことになります。

むろん、これは私一人だけの現象ではありません。レベルの違いこそあれ、すべての老人に共通にみられる現象であるはずです。

ニューロンの軸索が死んだのではなく、その機能が落ちたのではないか、というような反論の余地がないわけではありません。しかし、機能の低下は特発性難聴やストレプトマイシン難聴のような場合に限られるものであって、老人性難聴には当てはまらないように思います。

ただ、私の難聴の原因が、単なる老化にあるとしてよいのかどうかについて、一つの疑問があります。それは、アスピリンをずいぶん使ったということです。アスピリンは、もっとも副作用の少ない薬だと言われていますが、難聴につながることが分かってきました。そうだとすると、私の難聴にはアスピリンが一役買っているおそれがある、と言わなければなりません。それは、一つの警戒事項として注意しておく方がよいと思います。『老化に挑戦せよ』の中で、私は、イチョウの緑葉に含まれる成分が視力や聴力を改善するという話を紹介しておきました。私はそれを常用していますが、別に難聴が改善されたような気はしません。ただし、耳鳴りはよくなりました。ということは、耳のあたりの血液循環が改善されたということです。

植物の葉には、黄色の色素がいろいろ含まれています。イチョウの葉は、秋が深まれば黄金色に輝きます。この色素はキサントフィルというものですが、緑色の時期には、それ以外にフラボノイドという黄色の色素をいく種類ももっています。フラボノイドは植物の緑葉に広く含まれるもので、その種類は３０００もあるといわれます。そのフラボノイドのうちのあるものは、イチョウの緑葉にしか存在しません。これに視力や聴力を改善する作用があるわけですが、そのメカニズムは単純で、血管拡張作用による血行の促進なのです。

医師のすすめる血管拡張剤はいろいろありますが、どれにも副作用がつきものです。ところが、イチョウ・フラボノイドにはまったく副作用のないことが、ドイツやフランスの専門医によってつきとめられました。イチョウ・フラボノイドの特長は、動脈・静脈・毛細血管のすべてを拡張する点にあります。そのことによって、イチョウ・フラボノイドの評価は、高まりつつあるのです。

あいにく、私は自分の難聴をまったく気にしていません。もしそれを気にしていたら、難聴がいくぶん改善されたことに気がついていたかもしれないのです。そうであったなら、その分だけよけいにイチョウ・フラボノイドの太鼓をたたくことができたことでしょう。

最後に、聴覚ケーブルの老人性変化について、私見を述べておきます。

軸索の死滅は、それをカバーしているリン脂質の酸化によるはずです。とするならば、犯人は例の活性酸素です。どうしてそこに活性酸素が発生したのでしょうか。それはたぶん、ケーブルのところに細菌かウイルスがいて、そのため好中球なりマクロファージなりが攻撃をしかけることになったのだろうと思います。また、ケーブルのところに細菌などがいなくても、白血球が異常に増殖して全身にばらまかれる場合があることが、最近になって分かってきました。

とにかく、活性酸素が働きかけて聴覚ケーブルを表面からむしばんでいくのが、耳の変化、聴覚の老化のメカニズムだろう、と私は考えます。

ここでも、老化圧は活性酸素だということになりました。そこで、結局は活性酸素のスカベンジャーに耳の老化防止を期待するしかない、というのが結論です。

13　細胞の老化

私たちの身体は、細胞の集合です。だから、細胞が老化しないものだったら、身体の老化もないと考えてよさそうです。しかし、細胞の集合といったところで、細胞以外に何もないわけではありません。例えば骨のように、細胞と細胞との間隔が広くて、細胞の分泌物の方が多いような組織もあるのです。それほど目立つものでなくても、細胞と細胞とはじかに接触しているのではなく、その間に「細胞間質」をはさみこんでいるのが普通になっています。

このことからすると、細胞が歳をとって変化し老化することとあわせて、その分泌物からできた組織が加齢によって変化するかどうかも、考えにいれなければならないことが分かるでしょう。骨粗鬆症などは、そのような変化のよい例だと思います。

私たちの身体は、細胞の集合だといっても、その細胞は1種類ではありませんから、老化を取り上げるときには、細胞の分類を考える必要があります。それには、デュブロンという人の方法が分かりやすいかと思います。それは、次の分類です。

1　安定細胞
2　成長細胞
3　更新細胞

安定細胞というのは、胎内にいる間だけは分裂・増殖するけれど、出生後はほとんど分裂しない細胞、つまり分裂完了細胞のことです。この例が神経細胞や筋肉細胞だということは、もうお分かりでしょう。

安定細胞の場合、細胞の加齢は、その人の加齢と並行すると考えてよいでしょう。そして、ここから個体の加齢の様子がうかがえる、といってもよいのです。

筋肉細胞の場合は、細胞そのものは安定細胞であっても、そこにサテライト細胞という控えの細胞があって、筋肉細胞の大部分が失われるという事故が起きたときには、新しい筋肉細胞を作り出すというシステムが用意されています。この点で、同じ安定細胞であっても、筋肉細胞と神経細胞では大きな違いのあることを、ここで確認したいと思います。

次の成長細胞とはどんなものかというと、これは発育・成熟を終えた段階で分化が終わる細胞です。この細胞の寿命は長いけれど、安定細胞のように個体が死ぬまで、というほど長いものではありません。成長細胞はほとんど分裂しませんが、事故によって細胞が失われるようなことがあれば、盛んに分裂して増殖する性質をもっています。その例は、肝細胞・腎上皮細胞・膵腺上皮細胞などです。肝移植は供給者の肝臓が元の大きさに戻ると考えられたのは、肝細胞が成長細胞であったからでした。

老人の身体の成長細胞群の中には、歳をとった細胞も若い細胞もまじっていることになります。このような事情から、個体の老化と細胞の老化とは必ずしも一致しない、というテーゼが生まれます。そしてまた、個体の老化は細胞の老化の総和ではない、というテーゼも導かれるのです。

第三の更新細胞というのは、出生後もたえず分裂・増殖を続け、細胞交代を続ける細胞で、表皮細胞・骨髄血液細胞・小腸上皮細胞などがその例です。当然、これらの細胞の寿命は短いわけです。

更新細胞の作る組織では、常に分裂を続ける未分化の「幹細胞」と、分化した細胞とが同居していることになります。むろん、同居といっても棲分けの状態にあるのです。分化を終えた更新細胞の寿命は、例えば赤血球では１２０日、白血球では数時間というようなことになっています。

一般に更新細胞の寿命は短く、赤血球などは長い方です。これは、赤血球が核のない不完全な一人前でない細胞であるためかもしれません。１１２ページに書いたように、表皮では、基底層で分裂した細胞が、有棘細胞・顆粒細胞・角質細胞と分化して死滅脱落するという過程を終えるまでに、24日かかるそうです。また、小腸の上皮細胞に腺窩《せんか》細胞の分裂によって絨毛の先端におしやられて脱落しますが、それに要する時間は13時間だそうです。

おもしろいことですが、私たち人間の場合はこの3種の細胞をもっているのに、昆虫のように安定細胞だけしかもたない動物がいて、その寿命がとても短い、という例があります。そうかと思うと、イソギンチャクのように、更新細胞だけしかもたない動物がいて、そのすべての細胞がたえず更新されているために、個体の寿命がどうなっているのか分からない動物もいるのです。

人間も昆虫もイソギンチャクも多細胞動物で、その個体が死ぬときには全細胞が死ぬわけですが、一部の生殖細胞だけは生き残ります。これが老化するかどうかは別として、生殖細胞は不死の細胞ということができるのです。

こんなわけで、人間の老化を細胞の老化に還元しようとする試みは、実りを期待できないというのが正直なところです。しかし、アメーバなどの単細胞生物が表す老化に相当する変化が、人間の細胞の老化のヒントになりうる、と考えられるでしょう。

単細胞生物にも、エネルギー発生のためのミトコンドリアがあるのが普通ですが、歳をとるとその数が減ります。また、小胞体の数も減ります。要するに、細胞小器官の数が減るのです。また同時に、リポフスチンのような老化色素が現れてきます。このような変化が、多細胞生物である人間に起きたとしてもおかしいことではありません。ただ、それが3種の細胞のどれに起きるか、という問題は残ります。

専門家の観察によれば、一番はっきりしているのは、細胞の老化を飛びこえて臓器の萎縮が起きることです。これは、主に細胞数が減ったことによることが分かりました。それで、人間にとって一番大事な器官である脳についての検査が、多くの人によってなされました。しかしその結果は、どれもまちまちのようです。それは、部位によっても違い、人によっても違うそうです。ニューロンの数が減るとどんなことが起きるかは130ページに書いた通りで、樹状突起の増加による代償作用が起きています。

これと同じようなことは、肝臓についてよく調べられていますが、加齢による肝臓の萎縮の際、細胞数は減っても一つひとつの肝細胞はむしろ大きくなっています。そして、その機能は亢進しているらしいのです。

この代償作用は、肝臓だけのものではなく、大切な組織に共通してみられるとのことです。ここに、生体の合目的性を思うのは私だけでしょうか。

ところで、細胞小器官の数の減少に関して、私が特に気をひかれるのは、ニューロンのニッスル小体の場合です。この細胞小器官の役割については、まだ何の知見もありませんが、私の仮説によれば、これは記憶に関係があります。ニッスル小体の数が減るなら記憶力の低下はあって当たり前ということになると考えるのです。実際にニッスル小体が減るという事実は、脳のニューロンが大量のＤＮＡを要求する事実とともに、私の仮説に有利なものです。

人体の細胞数は、60兆だといわれます。しかしこれは成人式のころの数字で、それからあとはだんだん減っていきます。その速度は、部位によっても年齢によっても違いますが、すべてを平均的にならしてみたら一日に9億個ほどになる、というのが私の試算です。そして、細胞の死因として筆頭にくるのは活性酸素だと考えます。

例えば筋肉細胞の場合、赤筋では細胞数が減るけれど、白筋では細胞数が減らない代わりに萎縮が起きます。白筋の細胞がなぜ死なないのか、赤筋の細胞がなぜ死ぬのか、という問題は、生体の合目的性から答を出すわけにいきません。やはり、活性酸素の老化圧の現れだとするのが今日的な考え方だと思います。

もうご存じのようにミトコンドリアでは、虚血が起きると活性酸素の発生があります。ミトコンドリアは白筋にはなく赤筋にあるので、赤筋細胞が活性酸素にやられて死ぬ確率が高い、ということになるでしょう。

また、単細胞生物にもみられる老化色素についてですが、これが老化の指標になることは確かなようです。それは、155ページの心筋にたまるリポフスチンの量と年齢との関係を表すグラフを見れば一目瞭然です。それが、10歳にもならないうちから始まっていることには、驚かざるを得ません。

この心筋のリポフスチンの量は、性や人種や心臓病と無関係だといわれてきましたが、活性酸素のことが分かってくると考え方は変わるはずです。というのは、心筋のミトコンドリアのエネルギー発生につれて活性酸素が出てくるという事実があれば、エネルギー発生の総量に比例した量のリポフスチンができて当然である、という論理があり得るからです。

リポフスチンが活性酸素からくると分かれば、その対策はおのずから決まってきます。活性酸素のスカベンジャーを常用すれば、心臓の劣化が防げるということです。むろん、心臓弁の石灰化の予防も考慮にいれなければなりませんが、それについては56ページに書いたはずです。

心筋のリポフスチンの量に関して、おもしろい研究があります。犬の実験ですが、犬の場合には、リポフスチン蓄積のスピードが人間の5倍もあるそうです。犬の寿命が短いのは、これで説明がつくといわれています。

リポフスチンの蓄積量は、組織によって違います。運動に関わる領域に多く、知覚に関わる領域に少ないそうです。だから、リポフスチンの生成速度は、運動領域で速く、知覚領域で遅いのです。運動とエネルギーとの関係を考えれば、これは当然至極なことです。いずれにせよ、リポフスチンの蓄積量は、老化の指標の一つとして重要な目のつけどころとなっています。

なお、リポフスチンが蓄積するのは、安定細胞の場合は細胞内ですが、成長細胞や更新細胞の場合は細胞外です。つまり細胞間質のところです。顔のしみの場合が、その例になります。

細胞の老化を一つひとつの細胞についてみるとすれば、その全体としての形や大きさ、それから内部の様子や機能にいたるまでのもろもろの因子が、若いときとどう違うのかをみれば分かるはずです。リポフスチンがたまったとか、細胞小器官の数が減ったとかがその例になります。

細胞の一番大切な作業は、酵素の生産です。酵素の設計図としてDNAがあるわけですが、活性酸素のいたずらなどでＤＮＡに狂いができていると、酵素タンパクの構造が正常でないために、それは無用の長物にならざるを得ません。このような酵素をアミノ酸にまで分解するシステムはあるのですが、それが完全に働かないケースも、老人の場合にはあり得ます。するとそれは、細胞の中のごみになってしまうのです。そのようなごみは、細胞のいろいろな作業のじゃまになるに違いありません。タンパク質のごみがくっつきあって、粗大ごみになったものもあります。

また、細胞が分裂するときには、ＤＮＡの複製が起きるわけですが、できた2本のＤＮＡ分子がくっついてしまい、細胞分裂が不可能になることもあります。これをＤＮＡのクロスリンクといいます。クロスリンクを起こしたＤＮＡを格納する核は、巨大核になります。その細胞は大型になりますが、本来の機能を果たすことはできません。これも無用の長物です。歳をとると、ここに挙げたようなさまざまな異常が起きます。そのどれもが、ありがたくないものばかりです。このようにして、すべての生命は死に向かって、たゆみなく行進を続けることになるのです。

物理学の一部門に、熱力学というのがあります。その第二法則には、「すべての自然現象は秩序から無秩序に向かってすすむ」という意味の条文があります。これを、「エントロピー増大の原理」ともいいます。

少年の顔を見ると、まゆ毛には短い毛がそろってはえています。ほっぺたに太い毛が1本、

心筋のリポフスチンの量と年齢

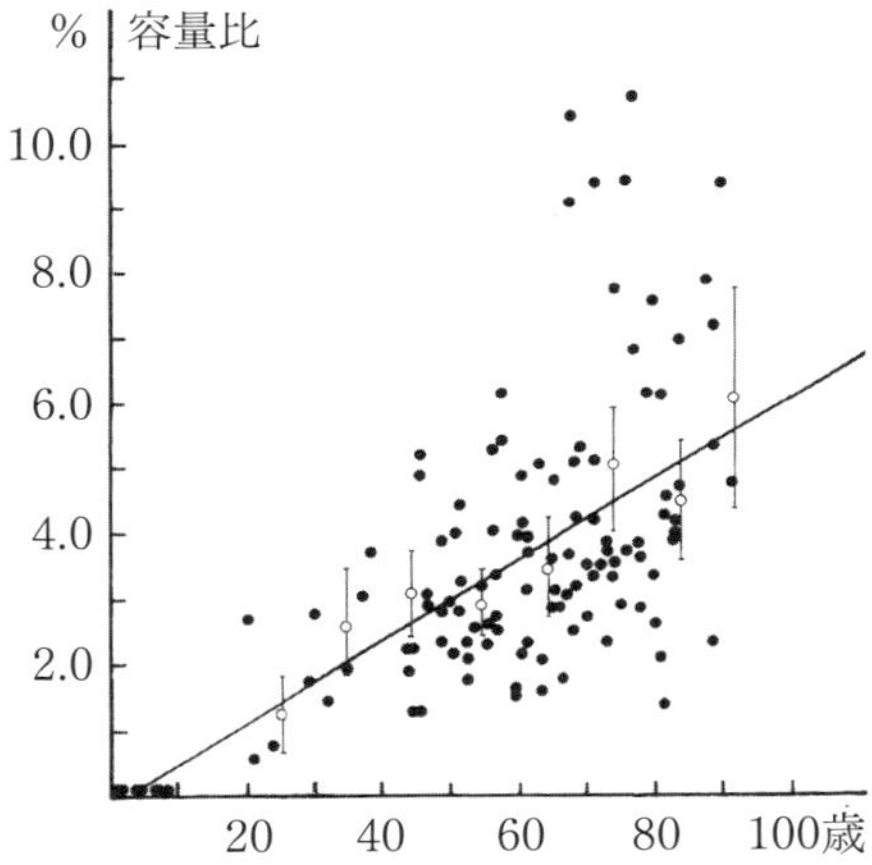

DNAのクロスリンク

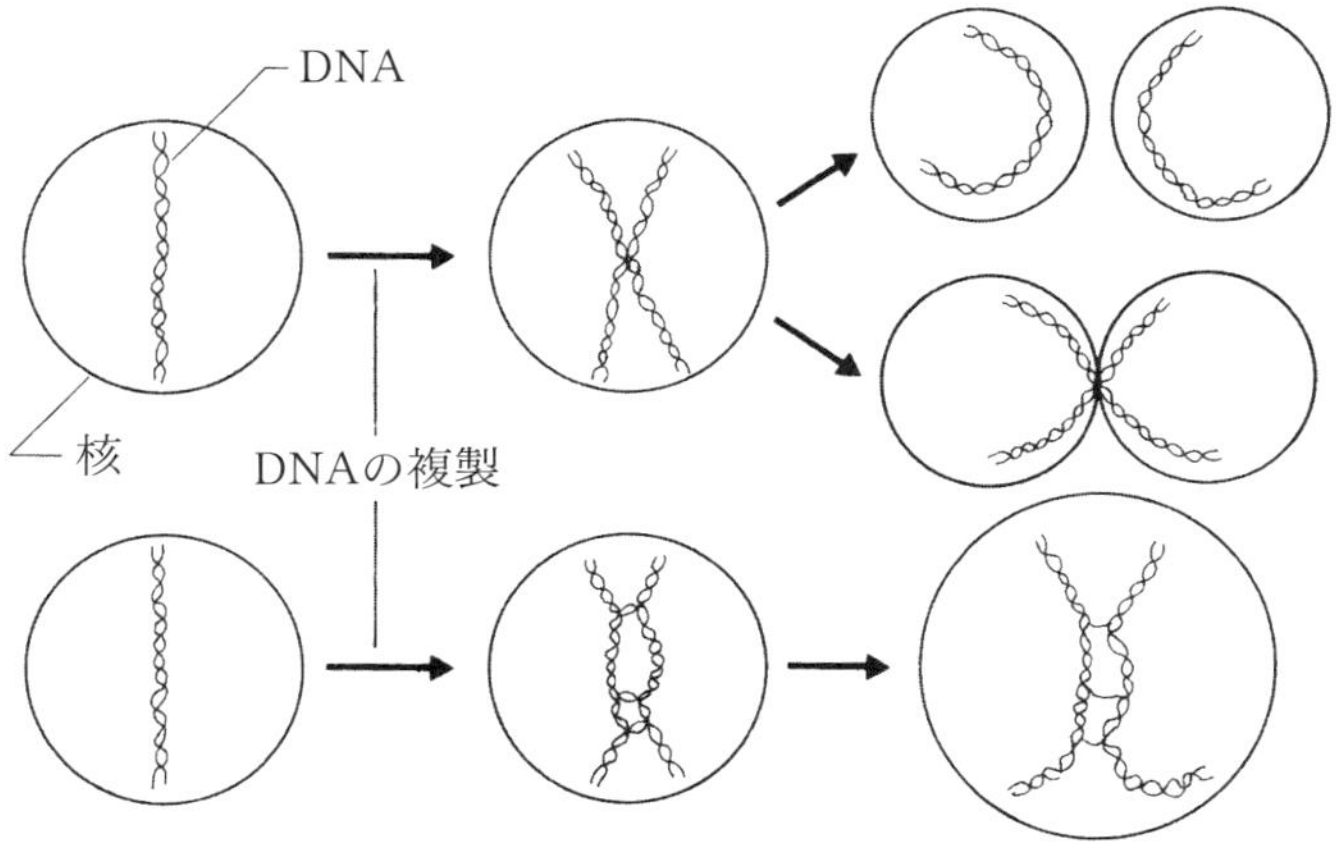

なんていうことはありません。これは、それぞれに秩序があるということです。ところが私のような老人になると、まゆ毛の中に1本長い毛があったり、ひたいに黒く長い毛が1本あったりします。これは、秩序破壊であり無秩序であると考えることができるでしょう。加齢とともに秩序から無秩序へと移行する運動が、ここにもみられるではありませんか。

この運動、つまり熱力学第二法則による運動は、身体のいろいろな組織で細胞レベルで起きます。細胞の大きさがきれいにそろっていたものが大小不同になったり、配列が規則正しかったのが不規則になったりするのです。頭がはげるのも、しらがまじるのも、この法則の実現とみてよいのです。

老化とは秩序を失う過程であるといったら、これほど無難で完璧な表現はないといってよいでしょう。歳をとると体形がくずれてきますが、これも秩序から無秩序への移行とみることができるのです。

14　免疫系の老化

秩序の維持という観点に立つとき、自己と非自己とを見分けて、自己を守り非自己を排除する必要が起きてきます。例えば、他人の心臓を自分のものとすり換えることは、無秩序の容認ということになるのです。いわば、老化の容認です。別の言葉でいえば、免疫システムの無視の上に立って初めて可能な措置だということになります。免疫系は、自己と非自己との識別の上に成立する、秩序維持のシステムなのです。

免疫を受けもつ臓器は、骨髄、胸腺・脾臓・リンパ節の四つです。そして、免疫を受けもつ細胞は、リンパ球の仲間と、顆粒球と呼ばれるものと、マクロファージおよび樹状細胞です。リンパ球には、T細胞・B細胞・NK細胞があり、顆粒球には、好中球や好塩基球や好酸球があります。

すべての免疫細胞を生むもとである細胞は骨髄で作られ、その一部は胸腺に流れついてそこで教育を受け、各種の役割をもつように分化してT細胞になります。

T細胞は、いわゆる細胞性免疫の担い手となります。さらにまた、B細胞の分化増殖を調節する役目をもっています。

幹細胞のうち、胸腺という教育機関へ行かないものはB細胞となり、リンパ節や脾臓におちついて各種免疫グロブリンを生産するように分化します。マクロファージと樹状細胞は、T細胞とB細胞との相互作用を取りもつのが役目といってよいでしょう。ただしこれは、免疫系の中での役割の話です。リンパ球とも呼ばれるB細胞とT細胞の仕事をもう少し細かく紹介しないと、免疫のことがはっきりしませんので、説明を付け加えることにします。

免疫の対象となる非自己を「抗原」といいますが、B細胞は、その表面に特定の抗原と結合することのできる「抗体」をもっています。抗体は抗原に対する受容体となるもので、抗原が抗体と結合することを「抗原抗体反応」といいます。

1個のB細胞の抗原受容体にたまたま抗原が結合すると、このB細胞は分裂して「娘《じょう》細胞」をどんどん生み出します。その娘細胞群は、抗体の大量生産を始めます。そして、歓迎されない異物である抗原が、抗原抗体反応によってやっつけられれば、秩序は維持されて、めでたしめでたしという結末になるわけです。

ここで特筆しなければならないことは、一つの抗体は特定の一つの抗原だけにしか結合できないという、きびしい特異性の存在です。一つのB細胞は、一つの抗体しか作れないということです。現実問題として、抗原の種類は無数といってよいほどたくさんありますから、B細胞の種類もそれだけたくさんなければならないわけでしょう。実際に、B細胞の種類は1兆種類にのぼると推定されているのです。

抗原抗体反応によって、つまり「免疫応答」によって首尾よく抗原退治がすむと、その娘細胞の仲間「クローン」の大部分は2〜3週間のうちに死んでしまいます。残った一部は、抗体を作ることもなく生き続けます。そして、前と同じ抗原がやってくると、たちまちクローンを形成して抗体の大量生産に取りかかるのです。

初めて抗原がやってきたときのことを「一次免疫応答」といい、2回目にやってきたときのことを「二次免疫応答」といいます。二次応答が一次応答に比べてスピーディーに、かつ強力に行われることを利用したのが予防接種だということになります。

一方、T細胞は、B細胞と違って抗体を作りません。しかし、その表面には抗原に対する受容体（レセプター）をもっています。この点は、B細胞と同じです。そして、このレセプターにはまる抗原がやってくると分裂を開始して、娘細胞の集団クローンを作ります。

先ほど、T細胞は胸腺で分化するということを書きましたが、それを具体的にいうと、ヘルパー・サプレッサー・キラーという三つのものに分かれる、ということなのです。

「ヘルパーT細胞」というのは、B細胞の抗体生産を促進する役目をもっています。「サプレッサーT細胞」というのは、その抗体生産を抑制する役目をもっています。そして「キラーT細胞」というのは、非自己とみた細胞を殺す役目をもっています。

キラーT細胞がよそものの細胞を殺すやり方は、まことにみごとです。162ページの図のように、相手の細胞の膜にトンネルを開けて、そのトンネルがつぶれないように、何枚か

B細胞とT細胞

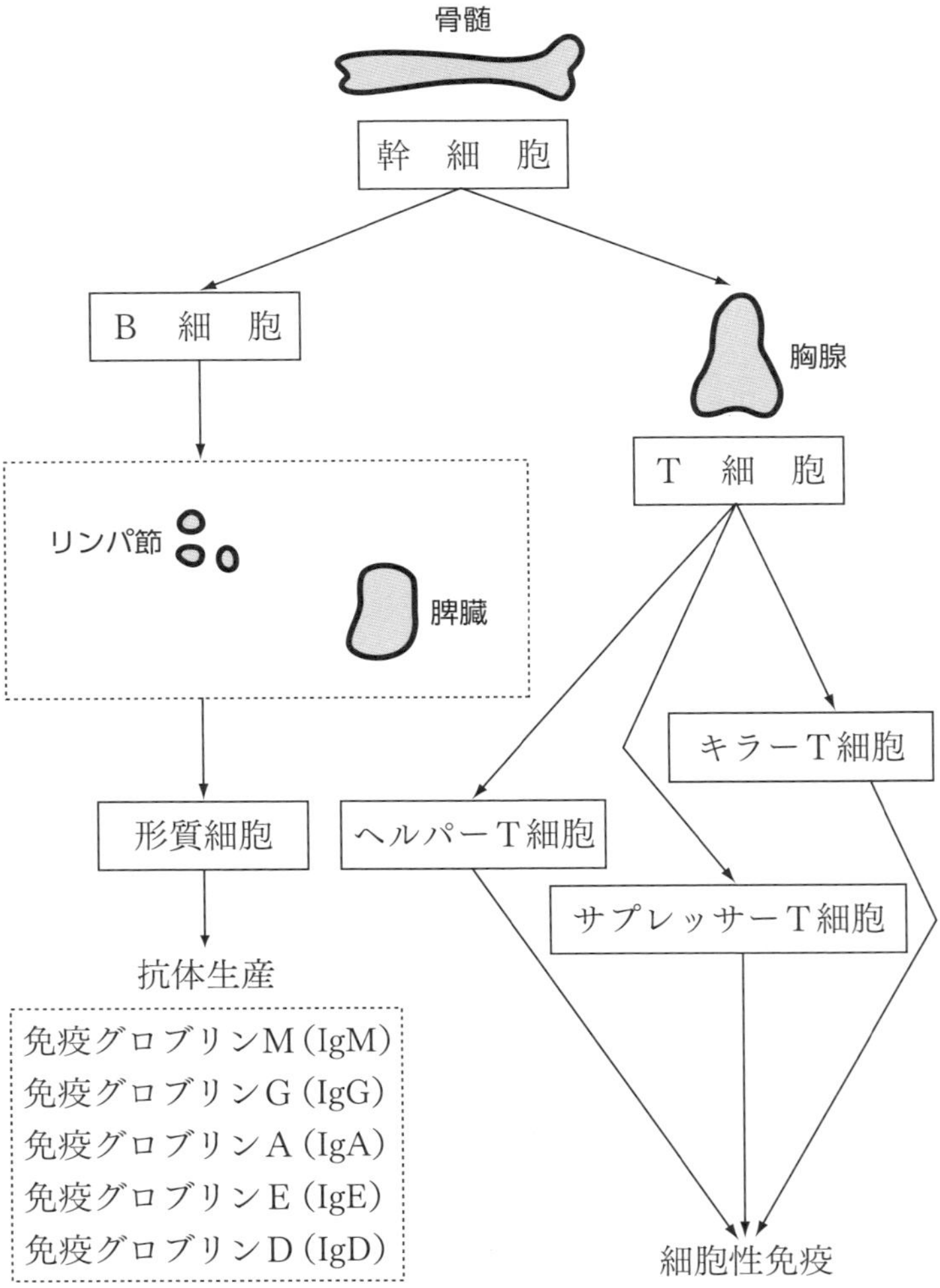
骨髄
幹　細　胞
B　細　胞
胸腺
T　細　胞
リンパ節
脾臓
形質細胞
ヘルパーT細胞
キラーT細胞
サプレッサーT細胞
抗体生産
免疫グロブリンM（IgM）
免疫グロブリンG（IgG）
免疫グロブリンA（IgA）
免疫グロブリンE（IgE）
免疫グロブリンD（IgD）
細胞性免疫

の板で枠を作っておさえます。このとき、カルシウムイオンがないと枠組が作れないそうです。とにかく、細胞膜のトンネルから外部にある水や塩類が流れ込むと、その細胞は生きていられなくなるのです。

キラーT細胞の相手になるのはウイルスに感染した細胞ですが、これとは別にガン細胞をやっつけるナチュラルキラー細胞（NK細胞）というリンパ球もあります。これはT細胞ではありません。NK細胞はキラーT細胞と同じやり方で相手を殺しますが、トンネルの内張りにするタンパク質の板が違います。

このNK細胞は、良性悪性を問わずに腫瘍細胞を殺す使命をもっているわけですが、もしそれに期待をかけるならば、ビタミンCをたっぷり摂ることが必要です。というのは、ビタミンCの協力のもとに作られるはずのインターフェロンに、NK細胞を賦活する働きがあるからです。結論だけをいえば、ガンがこわかったら、ビタミンCやカルシウムの不足があってはだめだということです。

好中球は、強力な活性酸素を武器に、ウイルスや細菌にいどみます。このとき周辺の組織を巻き込んで、炎症を起こさせます。

余談になりますが、例の「エイズウイルス」は、ヘルパーT細胞などの表面についている抗原レセプターをこわし、中にもぐりこんで免疫抑制因子を分泌して、免疫系を破壊する、という無法者です。

標的細胞を攻撃するキラーT細胞

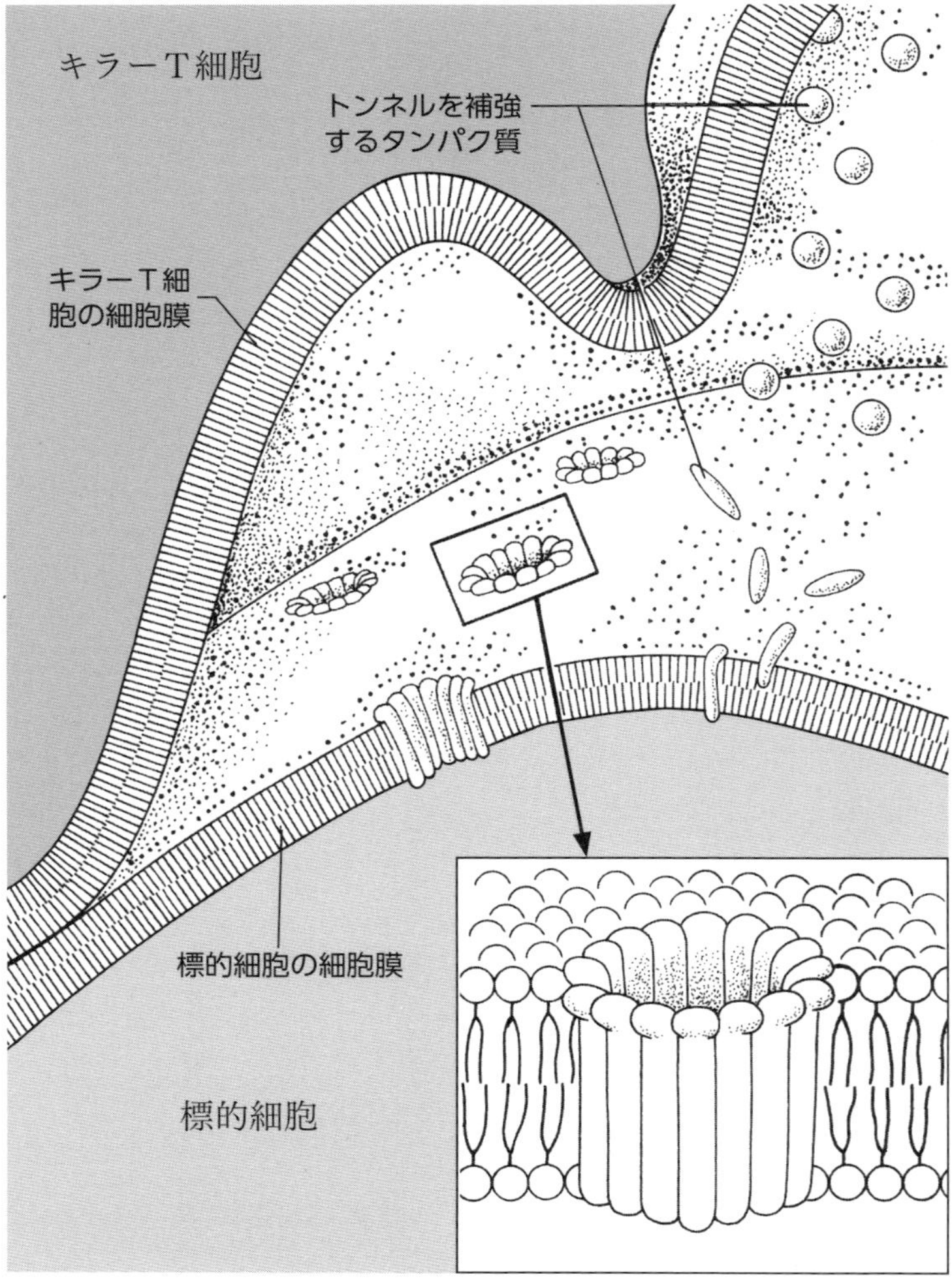

ところで、免疫系の老化として古くから問題になっているのは、胸腺です。これは心臓の上のあたりにある小さな臓器で、幹細胞の教育機関だといわれるものです。この胸腺は、新生児期には11グラムですが、発育につれて大きくなり、12歳ごろに一番大きくなります。そして、思春期がすぎるとどんどん縮んでしまいます。そのとき、まずその皮質が小さくなり、ついで髄質も小さくなっていきます。皮質というのは、表面にあって教育をつかさどる部分です。それが、結合組織や脂肪組織に変わってしまうのです。

胸腺が変性し萎縮すると、教育が不完全になって、免疫に役立たない細胞、つまりT細胞でもB細胞でもないリンパ球が増えることになります。

このように、中枢性免疫組織といわれる胸腺の萎縮はとても著しいのですが、末梢性免疫組織といわれるリンパ節や脾臓の萎縮は、それほどひどくはありません。

B細胞の作る免疫抗体、つまり「免疫グロブリン」には5種類のものがあり、それぞれにアルファベットのAやEなどの名がつけられています。そのうちの免疫グロブリンEは加齢とともに減りますが、AとGとはかえって増加するといわれています。これが何を意味するのかは分かりません。しかし、免疫グロブリンEはアレルギーを引き起こす抗体ですから、これが少なくなることはアレルギーから遠ざかることになりますので、アレルギー体質の人にとっては福音といえるでしょう。

免疫の基本が、自己と非自己との識別にあることはすでに述べました。これに対する胸腺の教育を考えてみると、胸腺が縮んで教育能力が低下することは、自己と非自己との識別がへたになることを意味します。すると、非自己と間違えて自己を排除する作用があり得ることになります。このような抗体を、「自己抗体」といいます。そして、自己抗体が起こす異常を「自己免疫病」といいます。歳をとるにつれて、慢性関節リウマチのような自己免疫病が増えてくる理由は、ここから説明されるのです。

自己免疫病の引き金になる原因は、いくつか指摘されています。その中に、ある種の降圧剤や抗生物質が含まれていることに注意する必要があると思います。これは、いわゆる薬害に相当するものでしょう。このような場合、医薬が老化圧になっているといわなければなりません。

さて、免疫系にピントをあわせて老化問題を取り上げると、胸腺の萎縮が老化の鍵をにぎっていることになりそうです。実際に、そのような考え方をしている専門家もいるのです。胸腺の教育機能が、その皮質にあることはすでに書きました。この表面の部分から細胞の死が始まるという事実は、そこが攻撃にさらされていることを示すのではないか、と私は考えます。とすれば、胸腺に攻撃をしかけたものは活性酸素ではないか、という疑いが出てきます。

この私の推察にとって有利なデータは、ほかにもあります。

リンパ球を作るもとになる骨髄の幹細胞の数やその機能は、歳をとってもほとんど落ちることがありません。ところが放射線を当てると、機能は落ちて回復するのに時間がかかることが報告されているのです。放射線の害の実体が活性酸素であることを思えば、ここでも活性酸素が悪役ぶりを発揮していることがよく分かるではありませんか。

胸腺の萎縮を防ぐためには、ストレスを避けること、活性酸素の除去につとめることの2点に留意すればよいことになるでしょう。

活性酸素というものは、医者の薬を飲まなくても、基本的な生理過程の中で四六時中出てくる性質のものです。だから、ただぶらぶらして歳をとっていても、その間にこれが老化圧となって、私たちの身体を間違いなく老化させていくのです。形態も機能も老人らしくなっていく、ということです。

そしてこの老化の過程の中に、自己抗体が増えて自己免疫病的な傾向が現れる、という現象がみられるようになるのです。ここでは秩序から無秩序への動きが、ごまかしようのないきびしさで現れます。血液検査をしてみると、加齢とともに自己抗体の発見されるケースが増えていくのもこのためです。

老人によく発見される自己抗体の種類を挙げてみると、リウマチ因子・抗核抗体・抗胃壁細胞抗体・抗筋抗体・抗赤血球抗体などがあります。今挙げたものの中には核や胃壁細胞や筋肉など、いろいろなものがありますが、それは自分自身の核や胃壁細胞や筋肉などが、非自己と間違えられて免疫の対象として攻撃されることを意味します。

このような免疫系の正常な機能の低下と寿命の関係は、多くの動物実験で確かめられています。

例えばある人は、遺伝的に寿命の短い系統のネズミに、大量のリンパ節細胞を移植してみました。するとその寿命は、３倍ないし４倍に延びたそうです。

免疫能の低下は、主にＴ細胞の機能の低下による、という説があります。そうなれば、ここでも胸腺が問題になります。

胸腺は「サイモシン」[*1]という物質を分泌しますが、この量は歳をとるにつれて減少します。そこで、これの投与を試みた人がいました。その結果をみると、ネズミでも人間でも免疫能が改善されることが分かりました。この物質には、Ｔ細胞の分裂を盛んにする作用があるようです。この方向の研究がすすめば、高齢者に多い感染症や自己免疫病が、現在のような脅威ではなくなることでしょう。

＊１　チモシンともいう。Ｔ細胞に作用し抗体産生などを促進するホルモン。

15　ホルモン系の老化

ホルモン焼きとか、ホルモン鍋とかいう料理はめずらしいものではありませんが、ホルモンと名がつくと、何やらあらたかなものを感じて、ありがたく頂戴しようということになります。私たちの常識の中に、ホルモンは貴重なものだという先入観が、いつの間にかうえつけられているためでしょう。

焼鳥の材料はいろいろで、皮あり心臓ありレバーあり腎臓あり筋肉ありですが、特にホルモンをたっぷり含んだ材料があるわけではありません。もしあったとしても、焼くと変質してしまうので、ホルモンとしての働きはないのです。

もともとホルモンというものは、外部から摂るべきものではありません。必要があるときに、DNAを解読して自分で必要な量だけ作るものです。やっかいな病気のとき、しばしばステロイドホルモンの投与が行われますが、その量がむずかしく、副作用もいろいろとあり、投与をやめるときにもやっかいな問題があることを皆さんはご存じでしょう。自分で作る量では足りないから、薬の形で摂るのだといえばすじは通りますが、もともと体内で作るはずのものを外部から摂るために、ややこしい事態が起きるのです。

そう考えると、ホルモン焼きにホルモンが含まれていたら、大変なことだとお分かりでしょう。ホルモンがないから、安心して食べられるというものです。

ホルモン焼きの場合がそうだと思いますが、ホルモンといえば、すぐに性ホルモンとむすびつけて考えられる傾向があるようです。ところが、ホルモンのリストを見ると、その数が意外に多いことに気づかされます。

ホルモンという言葉は、ギリシア語の「刺激」の意味だそうで、これを作ったのは消化管ホルモンであるセクレチンの発見者です。それは1902年のことだといいますから、ホルモンの歴史はもう1世紀になろうとしています。

人間の身体は、外部環境がどのように変化しても、内部環境があまり変わらずにすむようにコントロールされています。そのコントロールシステムの中心にあるのが、ホルモンなのです。

私はやりませんが、寒中水泳というがまんの行事があります。これを例にとって、ホルモンの働きをみることにしましょう。

まず、身体は環境温度が著しく下がったことに気づきます。そして、その情報は、脳の「視床下部」といわれるところに届きます。ここは、コントロールセンターなのです。

視床下部は、体温の低下を何とかしようとします。そこで、自律神経を通じて、毛穴についている立毛筋に緊張を命じます。こうして毛穴をしっかり閉じて、そこから熱が逃げるのをおさえるわけです。それと同時に、骨格筋にふるえを命じます。すると、筋肉が収縮を繰り返して熱の発生を始めることになります。

これらは神経系によるコントロールですが、視床下部はホルモン系をも動員します。ホルモンによって、熱の生産レベルを上げるとするのです。エネルギー発生はすべての細胞の仕事ですから、生産命令のメッセンジャーは、神経ではなくホルモンということになります。

エネルギー生産レベルを上げるためのメッセンジャーは、「甲状腺ホルモン」です。そこで、視床下部は「甲状腺刺激ホルモン放出ホルモン」（TRH）を作って、血流にのせます。すると、このTRHは脳下垂体前葉にたどりついて、そこから「甲状腺刺激ホルモン」を分泌させるのです。

甲状腺刺激ホルモンは、血流にのって甲状腺にたどりつきます。そこで、甲状腺が刺激を受けて甲状腺ホルモンを作り、それを血流にのせて全身に配給する、といった仕組みになっています。そして、全身の細胞は甲状腺ホルモンを受け取って、エネルギーの生産量を増やすことで、体温の低下を防ぐ結果になるのです。

一方、ここに起きた寒冷刺激はストレスになります。ストレスは、胸腺の萎縮・消化管の潰瘍・副腎皮質の肥大など、いろいろなまずい事態を起こそうとします。これは、なんとしても防がなければなりません。このとき活躍するのが、「副腎皮質ホルモン」です。

寒冷刺激を情報として受け取った視床下部は、ただちに「副腎皮質刺激ホルモン放出ホルモン」を作り、それを血流にのせて脳下垂体に届けます。すると、脳下垂体前葉は「副腎皮質刺激ホルモン」（ACTH）を作ってそれを血流にのせます。

副腎皮質にはACTHのレセプター（受容体）があるので、それをつかまえて視床下部からの命令を受け取ります。そして、コルチゾールなどの副腎皮質ホルモンを作って、それを血液に流し込むことになります。

視床下部は、このように上位の内分泌器官です。TRHはやる気のもとともいわれますが、一つのホルモンにもいろいろな働きがあるのです。

このように、寒中水泳のために服をぬぎ捨てるときから、ここに挙げたようなさまざまなホルモンが出てきて、それぞれに大活躍をして、体温の低下を防ぎにかかるのです。

ところで、私でなくても高齢者は、よほどの例外でない限り、寒中水泳などはやらないでしょう。それは、ここに挙げたようなホルモンの分泌が、スムーズにいかないためだと説明できると思います。ホルモンを作る細胞の数が足りなくなっているのですから、寒中水泳など命がけになるでしょう。

もっとも、抗ストレスホルモンとも呼ばれる副腎皮質ホルモンの生産量は、加齢とともに減りますが、異化を遅らせているために、その血中濃度は歳をとってもあまり下がらないようにコントロールされています。ストレスに弱いことは重大な結果を招くので、こうなっているのだと思います。

なお、副腎皮質ホルモンは、合成するときにも分解するときにも活性酸素の発生があります。寒中水泳をしたあとで体調がくずれる人は、活性酸素にやられたと考えてよいでしょう。高齢者の場合、活性酸素除去システムが弱体化していることも、寒中水泳を危険なものにしている理由だと考えられます。

骨の老化の章では、骨の異化・同化に、カルシトニン・女性ホルモン・パラトルモンなどのホルモンが関わっていることを紹介しました。実は、そこにはビタミンＤ・男性ホルモン・副腎皮質ホルモンなども関わっているのです。

骨の老化の章でもふれましたが、ビタミンＤは、今では栄養素というよりはホルモンとして位置付けられるようになりました。だからこれは、原則として口から摂ってはいけません。ビタミンＤは、男性ホルモンとともに骨の同化を促進します。そして、副腎皮質ホルモンは、骨の異化を促進します。

歳をとると性ホルモンが減少するのに、さっきいったように副腎皮質ホルモンはあまり減らないため、骨の同化と異化とのバランスがとれなくなります。このことが、骨粗鬆症の原因の一つになっている、ともいわれます。

ここで、ビタミンＤについて少し説明を加えておく必要がでてきました。

ビタミンＤの原料になるコレステロールは、皮膚のところで紫外線に当たってコレカルシフェロールになります。これは、肝臓へ行ってヒドロキシコレカルシフェロールになり、さらに腎臓へ行ってジヒドロキシコレカルシフェロール、つまりビタミンＤになるのです。歳をとると腎機能が低下するので、ビタミンDが十分に作られなくなります。

さて、ここまでに出てきたすべてのホルモンに、共通していえることがあります。それは、特定の分泌器官があり、血流にのって特定の標的器官まで運ばれ、そこで働く、という点です。

ところが、そういう条件に当てはまらないホルモンが発見されました。その例は、「神経ホルモン」です。これは脳の老化の項の124ページで、神経伝達物質といったものにほかなりません。

神経ホルモンには、アセチルコリンやドーパミンなどいろいろなものがありますが、たいていはそれを必要とするニューロンの中で作られ、となりのニューロンに信号を伝えれば、役目がすんで分解されてしまいます。

歳をとったからといって、神経ホルモンの生産力はあまり落ちませんが、ニューロン内部の異常やニューロンの数が減るといった事情があれば、神経の働きは十分でなくなります。

また、昔から知られている内分泌腺から出てくるホルモンや、その後に発見された神経ホルモンのほかに、「局所ホルモン」があります。これは「プロスタグランディン」と呼ばれるもので、詳しいことは本シリーズ⑤『成人病は予防できる』にあります。これは、一つひとつの細胞が必要に応じて作るもので、きわめて寿命が短く、瞬間的に役割を終えて消えてしまうホルモンです。

　ここまでの話で、ホルモンには、大きく分けて三つの種類があることが分かったと思います。しかし、このどれもが、生体の恒常性、すなわちホメオスタシスを保証する役割をもっています。だから、ホルモンの減少は、秩序から無秩序への移行のしるしとなっているわけです。

　ホルモンの加齢による減少としてきわだっているのは、性ホルモンです。女性の場合は、閉経のときにがくんと減ります。男性の場合は、がくんとではなく一直線に減っていきます。性ホルモンの減少が激しいのは、このホルモンが種の保存のためのものであることを考えれば、まことに合理的・合目的的である、とみることができるでしょう。

　性ホルモンでないホルモンは、個体の保存のためにあるものですから、がくんと減るはずはないとはいえ、細胞数の減少や細胞の内部事情の悪化などからくる減少があるのは当たり前です。

　細胞数が少なくなったら、残りの細胞の活動を少しでも有利にするための手段として、栄養物質の補給に気をくばる必要が起きてきます。それはありきたりの伝統的食習慣の中のメニューでは、間に合わないことを意味します。この点については、本シリーズの①『分子栄養学のすすめ』にその原理を、本シリーズ②の『食品の正しい知識』に、その実際を書きました。もちろん、老化の足どりを少しでもスローダウンさせたいと思うならば、という条件つきではありますが。

栄養に気をつけていますという言葉を、軽々しく口にする人はめずらしくありませんが、そういう態度ではだめなのです。

ところで、生体が刺激を受けて反応を起こすことを「フィードバック」といいますが、左のグラフに見る通り、歳をとると反応時間は延び、反応強度は落ちます。フィードバックビタミンの重要性が、クローズアップされるのです。

フィードバックビタミンについては、本シリーズ①『分子栄養学のすすめ』（106ペー

フィードバックの遅延と低下

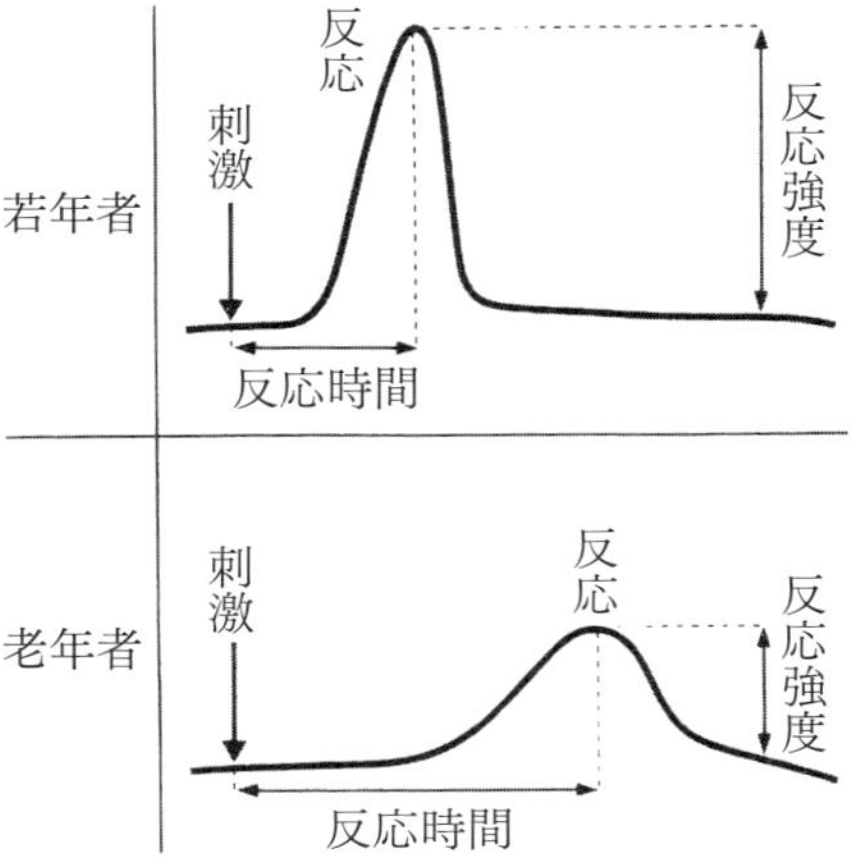

ジ以下）に詳しい説明がありますので、ここでは書きません。理論的なことは、『分子栄養学序説』（「三石巌全業績」第3巻）でご覧ください。これは私の理論ですから、一般の栄養学の本には出ていません。

この加齢に伴うフィードバックの遅延と低下は、ホルモン系（神経ホルモンを含む）の老化の現れとして受け取るべきものです。

最後に、ホルモンと食生活との関連の中で忘れてはならないことがあります。それは、活性酸素除去物質の摂取です。

先に、副腎皮質ホルモンでは、合成時にも分解時にも活性酸素の発生があることを述べました。副腎皮質ホルモンと性ホルモンとは、同じステロイドホルモンに属しますが、活性酸素の発生は副腎皮質ホルモンの合成・分解に出てくるばかりでなく、ステロイドホルモンすべてに当てはまるのです。性ホルモンが合成されるときにも分解されるときにも、当然、活性酸素は出てくるのです。

それからまた、神経ホルモンの中には、「アミン型ホルモン」と呼ばれるものがあります。セロトニン・ドーパミン・アドレナリン・ノルアドレナリンなどがそうです。これらについての詳細は『脳と栄養を考える』（「三石巌全業績」第10巻）でみていただくほかありませんが、このアミン型ホルモンの分解時にも活性酸素の発生があるのです。これは、快感とか怒りとか不安、あるいは自律神経の活動などに活性酸素がつきまとう、ということです。

活性酸素が老化圧になるとすると、そのスカベンジャーを考慮せずに老化を思うのは、ずいぶんまぬけなことになるでしょう。

なお、ここにステロイドホルモンやアミン型ホルモンの分解を取り上げましたが、ホルモンというものは、どれでも、いっぺん作ったらそれをいつまでも保存するというものではありません。作るそばから分解して、役目がすんだらゼロにするとか、あるいは一定の血中濃度を保つとか、するわけです。だから、合成があれば分解がある、と考えるべきものなのです。私が、分解、分解としつこくいうのはそのためです。

16 病気と老化

「一病息災」という伝承があることを、ご存じの方は多いと思います。息災という言葉は現代語ではありませんから、この伝承は古くからのものに違いないでしょう。

一病息災とは、病気を一つもっていることはかえって無難だというような意味に取れます。私の父は中学教師でしたが、その同僚に、背が高くて細身でいかにも病人のような紳士がいました。ものしずかで、行動のフィードバックは老人のようです。この人は結核をわずらっており、まさに一病の持ち主でした。そして、平均寿命が40歳という時代に70歳を超えることができて、周りの人をびっくりさせたものです。

一病息災という言葉にふれると、私は決まってこの人のことを思い出します。この人こそは、文字通り一病息災の生涯を送ったと思えるからです。

「明治」「大正」の時代は、高齢化社会ではなく低齢社会ですから、心不全やガンなどのいわゆる成人病はまれでした。だから、一病の中にこんなこわい病気は含まれていません。だからこそ、一病息災といったのんきな話がまかり通ったのだと思います。しかし今日でも、一病息災という言葉の中身は生きているのではないでしょうか。

一病の「病」が何であるにせよ、病気をかかえている人の日常生活は、無病の人ほど無謀ではありません。この態度が健康管理上有利に働くために、息災の方向への舵取りができる結果となるのです。

そういうことなら、病気にかからないうちから、無謀なこと、無理なことを控えたらいいじゃないか、ということになるでしょう。

無謀なこと、無理なことを控えるとは、いったいどういうことでしょうか。私にいわせれば、それは自然の自己運動の法則、つまり自然科学の法則を無視しないことである、となります。こんな分かりきったことはないではありませんか。

丈夫な人や病気をもたない人が、突然命を落とす例は少なくないのです。これは、一病息災の証明でないとはいえません。彼らは一病ももっていないから災難にあったのだ、といえなくもないからです。

ジョギングの開祖フィックスは、路上で走行中に亡くなりましたが、急性心不全でした。別に心臓をわずらっていたわけではありません。だから、医師の診断を受けたとしても、パスしたはずです。また、若いときだったら、死なずにすんだことだろうと思います。はっきりいえば、そこには何らかの老化があった、と考えるべきです。

このことは、同じ「丈夫」という言葉で表現される実体が、歳をとるにつれて変化していくことなのです。丈夫だと思い込んでいる人にとっての無謀は、若いときと中年のときとではレベルが違うということです。細胞数が減っていたり、細胞の中にごみがたまっていたりすれば、若いときとすべての点で違っていて当然ではありませんか。

ところで、スポーツマンが運動のさなかに心不全を起こすのは、活性酸素のせいだろうと思います。激しいスポーツが大量のエネルギーを要求することは、いうまでもありません。そのエネルギー発生の過程で活性酸素が出てくるのです。

一方、激しい運動はストレスを起こします。そのために副腎皮質ホルモンが出てくるわけですが、それの合成・分解にも活性酸素の発生が伴います。

もう一つ、激しい運動では、特に中高年者の場合、一過性の虚血が冠動脈に起きる可能性があるでしょう。虚血があれば再灌流があるわけですが、このときにも活性酸素の発生のあることは、本シリーズ⑤『成人病は予防できる』に詳しい説明があります。

活性酸素に殺人的な効果のあることは、農家の人がよく知っています。それは、農薬パラコートの恐ろしさとしてです。これについては『老化に挑戦せよ』に説明がありますが、パラコートはいわゆる枯葉剤です。雑草にこれをふりかけると、植物体内に大量の活性酸素が発生するために、それは枯れてしまうのです。

普通の植物は、紫外線をあびて体内に活性酸素の発生する機会が多いでしょう。そのために、植物は完備した活性酸素除去システムをもっています。それなのに、パラコートによってよけいな活性酸素をだかされると、ひとたまりもなく枯死させられてしまうのです。

これは、人間についても当てはまります。パラコートのタンクをせなかにしょってこの農薬を噴霧していた人が、ふとした拍子に何かにつまずいてころびました。すると、タンクからこぼれたパラコートの水溶液が、服を通してせなかにしみ込み、亡くなりました。

自動販売機の取出口に、パラコートをまぜたジュースの瓶をおいたという事件が何度かありました。間違ってそれを飲んだ人が亡くなったという話が、新聞やテレビで報道されたことを記憶にとどめている人も多いと思います。

農村医学の権威として知られる佐久病院の若月俊一先生はパラコートで自殺をはかった人は助けようがない、と私に言われました。この農薬は、もっとも手軽な自殺の方法でもあるのです。

人間の身体は、活性酸素除去システムをもっているとはいえ、その処理能力を超える量の活性酸素が体内に発生したらお手上げの状態になる、ということです。加齢とともにこの能力が低下することを知らないでいると、活性酸素が「殺人圧」として登場してくる可能性があるのです。そのとき、その人の一生はピリオドを打たれてしまいます。

先に紹介した父の友人は、エネルギー消費を最低におさえ、ストレスを避けていたために、処理能力を大きく超える量の活性酸素の発生にみまわれることがなかったのでしょう。そのことによって、一病息災の伝承通りになって天寿をまっとうした、と考えることができるのです。それはつまり、活性酸素の老化圧をかなりよくおさえたということになります。

活性酸素の過剰が著しいと、突然死がやってくることはもうお分かりでしょう。その発生がそれほどでもなければ突然命を奪われることはありませんが、ガン・脳梗塞・心不全などをその人に押しつけてくるでしょう。これらの成人病についての詳しいことは、本シリーズ⑤『成人病は予防できる』にあります。

もしも、活性酸素の発生が最低程度におさえられるとか、その除去に成功するとかの条件にめぐまれたなら、老化の足どりは十分に遅く、名のつくような病気に苦しむことなしに、天寿がまっとうできると思います。

ところで、病気の中でどれよりもよく知られているのは、風邪でしょう。そして、「風邪は万病のもと」などという伝承もあります。果たしてそれは、真実を語るものなのでしょうか。

インフルエンザを含めて、風邪はウイルス感染症です。ウイルスに感染した細胞は、本来の作業をやめて、もっぱらウイルスの増殖を始めます。ウイルスがいっぱいになると、その細胞はパンクして死んでしまいます。ということは、細胞の数が減るということです。また、ウイルスに殺されなくとも、その細胞はNK細胞に穴を開けられて死ぬわけです。どっちみち、ウイルス感染があれば、多かれ少なかれ細胞数は減ることになります。

風邪をひいても、治ってしまえば安心だ、と思うのが普通です。しかし、風邪をひけば、いくら軽くても細胞の数は減るのです。それは、老化を一歩すすめたことになるわけでしょう。

老化がすすめばいろいろな機能が低下しますから、病気との縁がそれだけ深まります。そういうことを考慮に入れれば、風邪は万病のもとというのも、まんざらうそではないことになるではありませんか。

ここでおまけをつけるなら、「ストレスは万病のもと」といっておきたくなります。ただし、これらの逆は真ではありません。万病が風邪からくる、万病がストレスからくる、ということではないからです。もちろん、万病とはすべての病気という意味ではなく、いろいろな病気という意味です。

老化が嫌ならば、風邪をひかないように、ひいてもこじらせないように、ストレスを避けるように心がけるべきです。病気と老化の関係にストレスをもち込むのは、少し変ですが。よく、力士なども含めて、スポーツマンの寿命は短いといわれます。これは、苛酷な稽古やトレーニングによるストレスのためだと考えれば、説明がつくではありませんか。

〈解説〉

過労や睡眠不足が、風邪からガンまでの病気の背景にある場合は少なくありません。胃・十二指腸潰瘍や過敏性腸症候群、慢性じんま疹やアトピー性皮膚炎、高血圧などの病気がストレス関連疾患とされています。

ストレスのもとになるストレッサーは、異常な温度や騒音、紫外線・放射線、外傷、感染、薬物、低酸素、飢餓、そして精神的緊張など、さまざまなものがありますが、どれも体内の安定した状態を乱す力をもっているので、対抗策を取らなければなりません。それが「副腎皮質ホルモン」を送り出すことでした。

この副腎皮質ホルモンの主力は、コルチゾールです。コルチゾールは、炎症を抑えたり、肝臓に働きかけて、エネルギー源となるブドウ糖を作らせたりするのですが、ストレスが強力だったり長引いたりすると、その作用がゆきすぎて、とんでもない事態を招いてしまうのです。

肝臓は、緊急にブドウ糖を増やしたいとき、骨格筋のタンパク質をブドウ糖に変える方法をとります。このやり方は「糖新生」と呼ばれるもので、結果として血糖値を上げることになります。これは合目的的な反応ですが、糖尿病の人では困ったことになるでしょう。

コルチゾールは、胸腺や脳の海馬で、細胞を減らしてしまうという現象が見つかっています。胸腺は免疫に重要な器官であり、海馬は、学習や記憶の土台になる部分ですから、その働き手である細胞の減少は、感染に弱い身体や、機能の落ちた脳のもち主へと追いやってしまいます。このときの細胞死は、「アポトーシス」と呼ばれるもので、最近、老化との関係がクローズアップされました。

17　老化と寿命

　私が「老化圧」という言葉を作って、それをふり回したことを問題にする人もいるかと思います。しかし、このような新しい概念を作って使うことは、学問をすすめる上で、また考え方を深める方法として、必要な条件であると私は考えているのです。老化圧とは、老化を押しすすめる力、というほどの意味です。

　老化をすすめるものは何か、老化圧を起こすものは何かという問題は、古くて新しい問題です。だから、老化に関する学説はいくつもあります。その中で一番大きな支持を得ているのは、ハーマンの提唱による「ラジカル老化説」です。

　ハーマンは日本にきて講演をしたこともありますが、彼の学説はラジカルが老化圧を起こすというもので、有名なネズミの実験があります。彼はネズミを2群に分け、第1のグループには不飽和脂肪酸をやり、第2のグループには飽和脂肪酸をやりました。むろん、エサは栄養的に完全なものにして、そこにまぜる脂肪だけを差別したものでした。実験はすべてのネズミが死ぬまで続けられたのですが、結果はハーマンの学説を裏書きするものとなりました。寿命を比べると、第1群のネズミの寿命は第2群のそれの約2分の1だったのです。それはなぜでしょうか。

飽和脂肪酸は酸化しませんが、不飽和脂肪酸は酸化して過酸化脂質になります。あっさりいってしまえば、過酸化脂質は活性酸素を出すからそれが老化圧になる、としてよいでしょう。

そこで、ラジカルとは何だという話になります。その詳しいことは『老化への挑戦』に書いてありますが、働きの面からいえば、ラジカルとは酸化力の強い原子団としてよいでしょう。だから、活性酸素にもラジカルの仲間があるわけです。

活性酸素は4種類あって、そのうちの二つはラジカルで、あとの二つはラジカルではないのです。そしてまた、不飽和脂肪酸を酸化するのは活性酸素ですから、ラジカル老化説は「活性酸素老化説」と名前を変える方がよいくらいです。ただ、活性酸素が話題になるより前にハーマンの研究があったために、名前に活性酸素がつかなかっただけのことです。

結局のところ、ハーマンも老化圧の旗手として活性酸素を挙げたといってよいでしょう。私たちが、例外なく、一刻も休まずにひたすら老化路線をすすむのは、ひとえに活性酸素のなせるわざだ、と私は言いたいのです。

老化圧は、絶対その手をゆるめることはありません。老化圧の元凶として指名された活性酸素は、ストレスの陰で、喜怒哀楽の陰で、それどころかエネルギー作りの陰で、宿主の命を狙っているのです。ということは、人間の生の営みのあらゆる場面で、命の足を引っぱる、ということです。

私たちは、生きている限り、活性酸素という敵とせなかあわせを強制されています。それは、すきを見せなくても着実に老化圧として作用し、私たちの肉体の活動レベルを引き下げるのです。むろん、すきを見せたら、それは一瞬のうちに命を奪うかもしれません。そうでなければ、いろいろな恐ろしい病気を押しつけにかかるでしょう。

エネルギーの大量消費も、過労や心配や怒りや不安や快楽や極寒や酷暑や飢餓なども、敵にとってはすきになります。そういうものは、人類が誕生したときから続いているすきですが、そのほかに、文明の発達に伴って現れた新顔のすきがいっぱいあります。医者の薬・食品添加物・汚染物質・農薬などがそれです。これらのものは、前に説明したことのある薬物代謝の対象になります。活性酸素は、この薬物代謝につきものだから困るのです。

何によらず、すきを作れば不利になると決まっています。普通のすきならば気をつければ作らずにすみますが、活性酸素の場合、特別な知識がないとそれができません。それはまったく特別な点です。

私は、新聞の死亡告知欄に目を通す習慣をもっています。それは、知人友人の生存を確かめることのほかに、死因や享年を知るためなのです。死因となる病気としては、ガン・心不全・呼吸不全・肺炎などが目立ちます。いずれの場合も、その人たちを死に導いたものは活性酸素だということになるでしょう。

ただし、ここに挙げたものがすべて病気だということはできません。心不全は心臓が止まったことを意味し、呼吸不全は呼吸が止まったことを意味するはずだからです。だから、その人を死に導いたのが活性酸素であるとしても、とどめをさしたのが活性酸素だと言い切るわけにはいきません。

ここまでのところでは、私は活性酸素の悪役ぶりにスポットを当ててきました。しかし活性酸素には、恩恵を与える一面もあるのです。その一つは、マクロファージや好中球など、いわゆる食細胞の武器として、活性酸素が役立っている点です。私は見ませんでしたが、NHKテレビで、好中球が活性酸素を発射して細菌をやっつけるところが放映されたことがあるそうです。

マクロファージの役目は、ウイルスやアスベスト（石綿）などの異物を攻撃して食べてしまうことですが、これの武器もやっぱり活性酸素です。しかし、アスベストの場合は、いくら活性酸素をあびせてもびくともしないものだから、つい活性酸素の発生量が多くなります。アスベストによる発ガンはこのことによる、と説明されています。この現象は、活性酸素のプラスとマイナスを象徴するものといえましょう。

こんなわけですから、もしも活性酸素というものが存在しなかったなら、好中球もマクロファージも無意味になってしまうわけです。

ところで、死亡原因の中に呼吸不全が目立つようになったのは、ごく最近のことだと思います。これについては新しい研究がありますので、それを紹介しておきましょう。

先に免疫のことを扱いましたが、生体防御の最前線に立つのは好中球です。これは、微生物や異物が侵入するとその場所に集まって、活性酸素とタンパク分解酵素という二つの武器をつかって異物を排除します。これは強力な武器ですので、細菌などはとかされてしまいます。このとき、好中球を呼びよせるために戦場となる細胞は、細胞間情報伝達物質サイトカインを出します。

このサイトカインがあまりたくさんできると、それは血流にのって遠くまでいって、そこに好中球を呼び集めます。そこで、炎症もなく微生物もない正常な組織を、活性酸素とタンパク分解酵素とで攻撃することになるのです。それが「多臓器不全」ですが、呼吸不全もその一つだと考えられるようになりました。

院内感染が問題になっていますが、以前、新聞に紹介された記事もこの多臓器不全の場合で、まことにショッキングです。これは、単行本になったケースですから、ご存じの方もあるはずです。

症状のない50歳の胃ガン患者が、早期発見早期手術ということで、東大病院に入院しました。手術が無事に終わって4日後に、ショック状態が突然やってきたのです。そして、八方手をつくしたのですが、腎不全や呼吸不全が現れ、患者からは、メチシリン耐性黄色ブドウ球菌が検出されました。人工透析と人工呼吸で一時はショック状態を切り抜けましたが、手術後41日目に容態が悪化し、55日目に死が宣告されました。

黄色ブドウ球菌は鼻や口に普通にみられる菌で、ふだんは無害なものです。しかし、手術などで弱った患者にやたらに抗生物質を使うと、耐性を獲得して猛威をふるい、好中球を異常に増殖させて、活性酸素で多くの臓器を不全にするのです。

いずれにしても、このようなわけで、人間はこの世に生を受けた時点から活性酸素との付き合いを始めて、その縁の切れたときが一巻の終わり、つまり寿命の終わりということになります。だから、寿命を決めるものは活性酸素との付き合い方である、といえないこともないのです。

一生を通じて、内因により、あるいは外因によって発生した活性酸素の総量から、除去に成功した活性酸素の量を差し引いたものを余剰活性酸素量とするならば、これが寿命を決定する因子として一番主なものになるといってよいような気がします。

プロゲリア症やウェルナー症候群の患者の寿命が短いのは、余剰活性酸素の許容限界量が、比較的短時間のうちに達成されたためだということで説明できると思います。余剰活性酸素量は、生体の受ける傷害の総量の指標になると考えてよいのではないでしょうか。ただし、ここで傷害といっているものは、活性酸素による傷害に限定されます。

ところで、人間の寿命を左右する実験などというものは、人道上、許されるはずはありませんが、結果からすれば、アメリカが日本でそれを行ったことになります。それは原爆投下です。これは、ウラン爆弾の被爆によって寿命がいくら縮まるかの実験となるでしょう。このために、アメリカが被爆者を観察する特別な施設をおき、原爆傷害調査委員会（ＡＢＣＣ）の管理下においたことはよく知られているはずです。

放射能の傷害は、活性酸素によるものです。したがって、原爆にやられた人は、大なり小なり余剰活性酸素をだかされたことになります。だから、寿命が縮まって当たり前だということになるでしょう。

動物実験では、放射線の照射も許されます。ラットやマウスでのデータを見ると、寿命の短縮は被曝量に比例します。おおざっぱに考えれば、寿命の短縮は余剰活性酸素量に比例するといってよいと思います。

動物実験で寿命を延ばすことに成功した例では、米国コーネル大学の栄養学者マッケイの実験が有名です。これは、栄養を制限すると寿命が延びるというものです。しかし、これについては、成熟が遅れるためにその分だけ寿命の延長がある、と説明されています。成熟のためには脳下垂体の活動がなくてはなりませんが、栄養不良だとその機能が低下することになります。これでは、寿命が延びてもありがたくないことになるでしょう。脳下垂体の機能が低下するシーハン病という病気がありますが、この患者も長命だといわれます。

つまり、長生きしたいと思って食事制限を考えるのははばかげている、ということでしょう。

今の世の中をみると、だんだんいそがしく、せちがらくなっていくようです。これはストレスの増大ですから、必然的に余剰活性酸素の増加をもたらします。これは、活性酸素除去システム機能の低下が始まる中年以降の人にとって、大きな問題になるはずです。ということは、その人たちが、もし活性酸素除去物質に関心をもち、それの摂取にふみ切らなければ、長寿は約束されないということです。

ここまでに書いたことを基本としてよいならば、長寿の秘訣は簡単明瞭になります。それは、強いストレスを避け、激しいエネルギー消費を避ける一方、活性酸素の除去に意識的に取り組んで、余剰活性酸素の量をできるだけ少なくすることです。そして、それが一つの条件だというのではなく、唯一の条件だといってよいと思います。

余剰活性酸素の発生は、過酸化脂質やリポフスチン、あるいは組織の傷害として、形あるものの蓄積として残ります。その蓄積量の増加とともに老化はすすみ、成人病の芽がそだつのです。その芽が伸びて花をさかせるとき、いよいよ成人病の発症となる、と考えてよいでしょう。ガンの潜伏期は平均19年といわれますが、成人病の発芽から開花までは、そのように長い時間がかかるのです。

ここまでに、老化圧という言葉がしばしば出てきました。そして、老化圧のもとは活性酸素だといってきました。これを正確にいうなら、老化圧のもとになるのはただの活性酸素ではなく、余剰活性酸素なのです。そのことを付記しないと、手落ちになるでしょう。

最後に、念のために付け加えておきますが、活性酸素除去物質が何であるかについての詳しいことは、本シリーズ②『食品の正しい知識』（１０３ページ以下）に書いておきましたので、それをご覧ください。

エピローグ

この本は、老化を扱った私の著書としては第3作です。第1作は、１９８８年に五月書房から出版された『老化に挑戦せよ』、第2作は『老化への挑戦』（「三石巌全業績」第17巻）でした。第1作を書くときに、私はかたくならないようにと思って、読みもの風になるようにつとめました。なかには活性酸素についてのごつい解説などがあって、一貫した読みもの風の本にはなりませんでしたが、おもしろいものになってはいると思います。

この本は、前作の経験と反省との上に立って書かれたものなので、それなりの特長をもっています。端的にいえば、私の自分学の色彩をもっている、としてよいでしょう。実は、原稿に着手した時点では、この特長を意識していませんでした。1冊の本を書くという作業は、その進行の中で、自分が成長することでもありますが、この本はその具体的な例になっている、とつくづく思います。私は、この本を書きすすむ中で、老化を自分の問題としてとらえ、理論を実践にそくして展開することができました。もしも、老化学という学問があるとすれば、この自分学はその先鞭をつけることになるでしょう。

またこの本を書くにあたって、前作、前々作と内容に重複がないようにつとめました。両者はそれぞれ独立の著作で、この本は前作の続編ではありません。この本がまったく新しい構想によるものであることは、前作をお読みになればお分かりいただけると思います。この本がそういうものになったことに、心から満足しています。

前作が、私の高齢の友人知人のボケぶりを肴にして、読みもの風のおもしろさを狙ったのに対して、この本は、老化問題に一歩深くふみ込んで、自分のことを自分学で語る、といったユニークな本にまとまりました。老化に関する類書が、情報を集めてまとめたものか、さもなければ自分の研究を中心として展開されたものが多い中で、この本にいくばくかのほこりをもつことができたのを幸いに思っています。

念のために記しますが、活性酸素が知られてからの日は浅く、せいぜい10年です。したがって、お医者さまの大部分はこれをご存じありません。その意味で、この本は、前作とともに、先駆的なものといえましょう。

ご存じの方も少なくないと思いますが、このような健康関係の本を、私は30冊近く書いております。これもまたご存じの方がおありかと思いますが、私は医者でも栄養学者でもなく、物理学をかじったものです。そのためか、私の書いた本は、骨っぽくてかたいといわれます。

この「健康自主管理システム」の5冊は、私の健康関係の本のすべてを、やさしくまとめたシリーズです。もっと深くつっこみたいと思う方のために、そのつど参考書を挙げておきました。それがお役に立てば幸いです。

私は、これまでに３００冊にのぼる本を書きました。今でも、それを続けています。その目的はただ一つ、科学との出会いを求めることです。また私たちにとって、科学との出会いの戸口として健康関係の本は何よりだと思います。というのは、健康はすべての人の関心事だし、健康は科学によらなければ守れないということがあるからです。

科学との出会いほど、大切なものはありません。社会は、科学との出会いをもった人たちによってしかよくならない、と私は考えます。

どうぞ、この本をよくかみしめてください。科学の性格が飲み込めたという感じが出てくるまで……。そのときこそ、自分の健康を自分で守る、確かな一歩になることでしょう。

1991年9月

三石　巌

父・三石巌とメグビーについて

株式会社メグビー　代表取締役　笹木多恵子

父・三石巌は１９０１年（明治34年）に生まれ、１９９７年（平成９年）95歳で亡くなるまでに、物理学者として自然科学全般の知識を得て、児童書、科学書、健康関連の書物を３００冊あまり書き残しました。出版されてから長い年月が経ち、現在では、絶版になっているものがほとんどになりました。科学や医学の情報は日進月歩で変化を遂げ、多くの関連書が次々と出版されているにもかかわらず、三石の著書を読みたいという声が今日も絶えません。

三石巌は「１００年経っても腐らない情報でなくてはならない」と言っておりましたが、30年以上も前に仮説としていたことが、徐々に肯定されていくことは驚きでもあります。

発明家を夢見た父は、「三石理論」という大きな財産を遺して逝きました。

自分や家族の健康を考えるとき、医師に委ねるのではなく、誰もが正しい知識を学び、健康の自主管理ができることを願い、科学的生命観と論理的思考による三石理論が誕生しました。学ぶことによって的確な健康管理ができることを身をもって示し、正しい知識や情報の蓄積がなければ健康の自主管理は難しいことを訴えています。

三石巌は、１９８１年には、学問の後継者を育て、講演会、書籍の出版を通じて三石理論を広く発信するために三石理論研究所を設立し、また、自らの理論の上に成り立つ健康食品が手に入らないことから、1982年には三石理論による製品群を揃えた株式会社メグビーを設立しました。株式会社メグビーでは現在も、三石理論に基づくさまざまな食品群を提供し続けております。

本書が皆様の健康の維持、生活習慣病や老化の予防、改善などにお役に立つことを願ってやみません。

2017年5月

三石 巌 MITSUISHI Iwao

1901年－1997年。東京生まれ。東京帝国大学（現東京大学）理学部物理学科および同工学部電気工学科大学院卒業。日本大学、慶應義塾大学、武蔵大学、津田塾大学、清泉女子大学の教授を歴任。理科の教科書、子どものための科学書から専門書まで、生涯著作は300冊以上にのぼる。科学学術用語の統一にも力を尽くした。60歳の時に分子生物学の研究を開始し、三石理論を確立、分子栄養学による健康自主管理を実践した。株式会社メグビーと三石理論研究所はその活動拠点として自ら設立したものである。創造性と論理に基づく発明家精神を発揮し続け、活性酸素の害は驚くほど早い時期に提唱していた。亡くなる直前まで講演、執筆による啓蒙活動を続け、生涯現役を貫いた。

老化と活性酸素

若々しさを維持するために

健康自主管理システム ❸

2017年7月25日　初版第1刷発行
2024年4月25日　初版第5刷発行

著者　**三石 巌**
発行人　**阿部秀一**
発行所　**阿部出版株式会社**
〒153-0051
東京都目黒区上目黒4-30-12
TEL：03-5720-7009（営業）
03-3715-2036（編集）
FAX：03-3719-2331
http://www.abepublishing.co.jp
印刷・製本　**アベイズム株式会社**

ISBN978-4-87242-654-0　C0047